基础医学与临床护理一体化融合教学改革系列教材

泌尿系统疾病病人护理

主　　编　冯小君

主　　审　叶国英

副 主 编　况　炜　吴晓琴

编　　者　（以姓氏笔画排序）

　　　　　王　颖（宁波卫生职业技术学院）

　　　　　王卫红（宁波市第一医院）

　　　　　冯小君（宁波卫生职业技术学院）

　　　　　李静静（宁波卫生职业技术学院）

　　　　　况　炜（宁波卫生职业技术学院）

　　　　　陈　群（宁波卫生职业技术学院）

　　　　　陶冬英（宁波卫生职业技术学院）

　　　　　韩慧慧（宁波卫生职业技术学院）

　　　　　滕小云（宁波市医疗中心李惠利医院）

U0277057

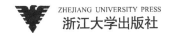

ZHEJIANG UNIVERSITY PRESS
浙江大学出版社

图书在版编目(CIP)数据

泌尿系统疾病病人护理 / 冯小君主编. —杭州：
浙江大学出版社，2018.8
　ISBN 978-7-308-18318-5

　Ⅰ.①泌… Ⅱ.①冯… Ⅲ.①泌尿系统疾病－护理
Ⅳ.①R473.6

中国版本图书馆 CIP 数据核字（2018）第 122751 号

泌尿系统疾病病人护理

冯小君　主编

丛书策划	孙秀丽
责任编辑	王　波
责任校对	殷晓彤　陈静毅
封面设计	续设计
出版发行	浙江大学出版社
	（杭州市天目山路 148 号　邮政编码 310007）
	（网址：http://www.zjupress.com）
排　　版	杭州隆盛图文制作有限公司
印　　刷	浙江省良渚印刷厂
开　　本	787mm×1092mm　1/16
印　　张	10.75
字　　数	269 千
版 印 次	2018 年 8 月第 1 版　2018 年 8 月第 1 次印刷
书　　号	ISBN 978-7-308-18318-5
定　　价	28.00 元

前　言

根据《国家中长期教育改革和发展规划纲要（2010—2020年）》《教育部关于"十二五"职业教育教材建设的若干意见》等文件精神，在第三代医学教育改革背景下，高等护理职业教育必须以医院临床护理实际工作需要为中心，以就业为导向，以岗位任务引领教学实践，尽快将岗位职业能力要求反映到教学中，才能培养出临床护理岗位所需要的合格人才。宁波卫生职业技术学院根据医学整合趋势，借鉴国际护理教育理念，探索按"人体系统"来设置课程体系，将基础医学课程与临床护理课程进行纵向一体化融合，即将人体解剖学、组织胚胎学、生理学、病理学、药理学等基础医学课程与内科护理、外科护理、妇产科护理、五官科护理、传染病护理等临床护理课程进行优化整合、有机重组，开发了13门以岗位胜任力为基础的一体化融合课程。通过淡化学科意识，加强基础医学课程与临床护理课程的联系，培养学生的整体思维能力，学有所用，以期在培养高素质技术技能型护理专业人才中发挥重要的作用。

《泌尿系统疾病病人护理》是护理专业教学改革系列教材之一。为适应护理课程改革需要，提高编写质量，使内容更贴近临床护理实际，我们邀请了临床一线护理专家共同参与编写工作。本教材具有以下主要特色：

1. 以岗位胜任为导向，以整体护理为方向，以护理程序为框架，依据护理的"工作任务与职业能力分析"，围绕护士执业考试的大纲选择内容，按照护理工作过程的逻辑顺序（护理评估、护理诊断、护理目标、护理措施、护理评价）组织教材的编写内容，使理论与实践相统一，课堂教学、实践教学等各环节与临床护理实际需求相对接。

2. 充分考虑高职学生的特点，设置了"学习目标""导入情景""知识链接""练习与思考"等栏目，有助于学生对知识的理解、运用和迁移，培养学生分析问题和解决问题的能力。

3. 紧跟医学科学的发展，吸收了护理学发展的最新资料，更新或增加了实际工作中的新理论、新技术。

本教材是我们改革护理专业教学内容的一种尝试。在编写过程中，参考了许多基础医学和护理学方面的相关书籍，在此表示感谢！

由于编者水平有限，本教材在内容编排、取舍以及文字上一定存在欠妥甚或错误之处，敬请读者指正。

冯小君

2017年10月

目　　录

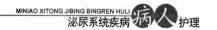

第一章　泌尿系统基础知识

第一节　泌尿系统形态结构

学习目标

1. 掌握肾的形态、位置和剖面结构，肾单位的构成和滤过屏障的概念，输尿管的狭窄部位及其临床意义，膀胱的位置与毗邻，女性尿道的形态特点、尿道外口的开口位置及其临床意义。
2. 熟悉泌尿系统的组成及其功能，膀胱三角的位置及其临床意义。
3. 了解肾的被膜与固定，血管球、肾小囊、各段肾小管、集合小管的结构特点和功能，球旁复合体的组成和功能，肾的血液循环特点，膀胱的形态和构造，输尿管的行程和分部。

DAORU QINGJING

导入情景

王某，男性，55岁。因腰部钝痛、间歇性全程血尿十余天入院。患者于半月前小便时见全程红色尿，腰部钝痛，到当地诊所治疗未见好转而入院。诊断：右肾癌。

若你是当班护士，请问：

1. 肾的位置和形态是怎样的？
2. 何为肾区？
3. 为什么会出现腰部钝痛？

泌尿系统(urinary system)由肾、输尿管、膀胱和尿道组成(见图1-1)。其主要功能是排出机体新陈代谢产生的废物(如尿素、尿酸、肌酐)和多余的水分、无机盐等，以维持人体内环境的相对稳定和新陈代谢的正常进行。肾生成尿液，尿液经输尿管输送到膀胱暂时贮存，当膀胱中的尿贮积到一定量时，经尿道排出体外。此外，肾还有内分泌功能，能产生红细胞生成素、肾素等。

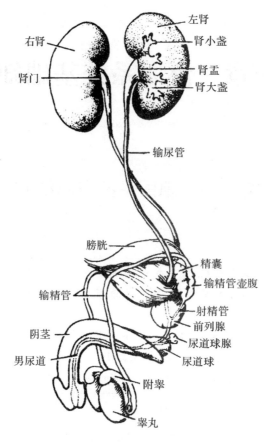

右肾
肾门

左肾
肾小盏
肾盂
肾大盏

输尿管

膀胱
精囊
输精管壶腹
输精管
射精管
前列腺
阴茎
尿道球腺
男尿道
尿道球
附睾
睾丸

图 1-1　男性泌尿系统全貌

一、肾

(一)肾的形态和位置

肾(kidney)(见图 1-2)位于腰部,左、右各一,形似蚕豆。肾分上、下两端,前、后两面,内、外侧两缘。肾的内侧缘中部凹陷,称肾门(renal hilum),是肾盂、肾动脉、肾静脉、淋巴管和神经出入肾的部位。出入肾门的结构总称肾蒂(renal pedicle)。肾门向肾内凹陷形成一个较大的腔,称肾窦(sinus renalis),内含肾血管、淋巴管、神经、肾盏、肾盂及脂肪组织等。

肾位于脊柱的两侧,腹膜后间隙内。肾的高度:左肾在第 11 胸椎体的下缘至第 2~3 腰椎椎间盘之间;右肾在第 12 胸椎体的上缘至第 3 腰椎椎体上缘之间。成人肾门约平对第 1 腰椎体。肾门在腹后壁的体表投影,一般在竖脊肌外侧缘与第 12 肋所形成的夹角内,临床上称肾区。肾有某些疾病时,在肾区可有叩击痛。

(二)肾的被膜与固定

肾的外面包有三层被膜,由内向外依次为纤维囊、脂肪囊和肾筋膜(见图1-3)。

肾的正常位置由多种因素来维持,如肾筋膜、脂肪囊、肾血管、腹膜、肾的邻近器官的承托以及腹内压等。当肾的固定因素不健全时,可造成肾下垂。

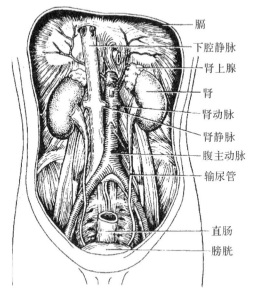

图1-2 肾和输尿管

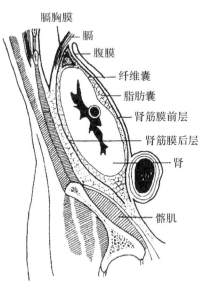

图1-3 肾的被膜(矢状面)

(三)肾的结构

1.肾的剖面结构 在肾的冠状面上,可见肾实质分为肾皮质(renal cortex)和肾髓质(renal medulla)两部分(见图1-4)。肾皮质在外周,血管丰富,呈暗红色。肾髓质位于肾皮质的深部,色较淡,由15~20个肾锥体组成。肾皮质伸入肾锥体之间的部分称肾柱。肾锥体底朝肾皮质,2~3个肾锥体的尖端合成一个朝向肾门的肾乳头,其顶端有许多乳头管的开口。肾乳头被漏斗状的肾小盏包绕,2~3个肾小盏合成一个肾大盏,2~3个肾大盏汇合成扁漏斗状的肾盂。肾盂出肾门后逐渐变细,移行为输尿管。

2.肾的微细结构 肾实质主要由大量泌尿小管构成,肾间质有血管、神经和少量结缔组织等。泌尿小管由肾单位和集合小管组成(见图1-5)。

(1)肾单位(nephron) 每个肾有100万个以上的肾单位,每个肾单位分肾小体和肾小管两部分。肾单位按所在部位的不同分为皮质肾单位和近髓肾单位两类。皮质肾单位主要分布于外皮质层和中皮质层,占肾单位总数的85%~90%。这类肾单位的肾小球体积较小,髓袢短,只达外髓质层,有的甚至不到髓质。近髓肾单位分布于靠近髓质的内皮质层,占肾单位总数的10%~15%。这类肾单位的肾小球体积较大,髓袢甚长,可深入到内髓质层,有的甚至到达乳头部。

①肾小体(renal corpuscle):肾小体呈球形,位于肾皮质内,由血管球和肾小囊组成(见图1-6)。

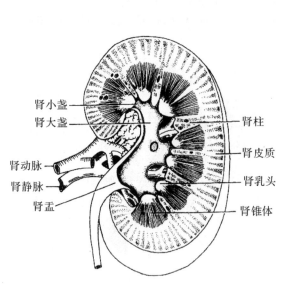

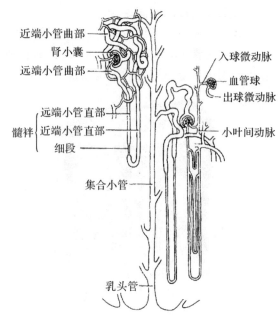

图 1-4　肾的剖面结构（冠状面）　　　　图 1-5　泌尿小管组成模式

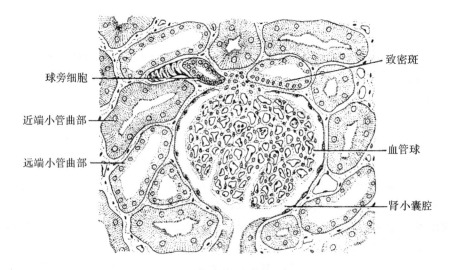

图 1-6　肾皮质的光镜结构（高倍）

　　血管球（glomerulus）：血管球是一团盘曲成球状的毛细血管，血管球的一侧连有两条小动脉，一条较粗短的入球微动脉和一条较细长的出球微动脉。血管球的毛细血管由一层有孔内皮细胞及其基膜构成。在毛细血管之间有少量结缔组织，其中含球内系膜细胞。

　　肾小囊（renal capsule）：肾小囊是肾小管起始部膨大凹陷而成的双层囊，囊内有血管球。肾小囊外层由单层扁平上皮构成，内层由紧贴血管球毛细血管外面的足细胞构成（见图1-7）。两层之间的腔隙称肾小囊腔。足细胞面积较大，从细胞体伸出几个较大的初级突起，每个初级突起又伸出许多指状的次级突起，相邻的次级突起间的窄隙称裂孔。裂孔上盖有一层极薄的裂孔膜。毛细血管有孔内皮细胞、基膜和裂孔膜，这三层结构合称滤过屏障

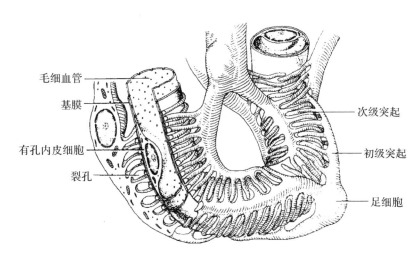

图 1-7　肾小体足细胞、毛细血管的电镜结构

(filtration barrier)或滤过膜,也称血-尿屏障。

②肾小管(renal tubule):肾小管是一条细长而弯曲的管道,与肾小囊相延续,行经肾皮质、髓质再返回皮质,终于集合小管。按其位置、形态、结构和功能,依次分为近端小管、细段、远端小管三部分。近端小管和远端小管又都分为曲部和直部。近端小管曲部是近端小管的起始段,盘曲在肾小体的附近。近端小管直部、细段和远端小管直部三者构成的"U"形结构称髓袢,又称肾单位袢(见图 1-5)。远端小管曲部也盘曲在肾小体的附近,连接集合小管。

肾小管由单层上皮构成。近端小管管壁的上皮细胞呈锥体形或立方体形,细胞分界不清。细胞的游离面有刷状缘,电镜下刷状缘为许多密集排列的微绒毛,它扩大了细胞的表面积,有利于重吸收。细段管径细,管壁薄,由单层扁平上皮构成。远端小管管腔较大,管壁上皮为单层立方上皮,细胞界限清楚,其游离面无刷状缘。远端小管有重吸收钠离子和水,以及排出钾离子、氢离子和氨的功能。

(2)集合小管(collecting tubule)　集合小管续于远端小管末端,管径由细逐渐变粗,最后汇集成乳头管。管壁上皮由单层立方上皮逐渐移行为单层柱状上皮。集合小管有重吸收水分的功能。

(3)球旁复合体(juxtaglomerular complex)　球旁复合体包括球旁细胞、致密斑和球外系膜细胞。

①球旁细胞(juxtaglomerular cell):在近血管球处,入球微动脉管壁的平滑肌纤维演变成上皮样细胞,称为球旁细胞。球旁细胞呈立方形,细胞核大而圆,胞质有分泌颗粒,能分泌肾素。

②致密斑(macular densa):远端小管曲部靠近血管球一侧,管壁上皮细胞由立方形变为柱状,排列紧密形成一个椭圆形的结构,称为致密斑。致密斑可感受小管液中 NaCl 含量的变化,并将信息传递至球旁细胞,从而调节肾素的释放。

③球外系膜细胞(extraglomerular mesangial cell):位于致密斑、入球微动脉和出球微动脉组成的三角区内,具有吞噬功能。细胞形态结构与球内系膜细胞相似,并与球内系膜细胞相延续。

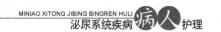
(四)肾的血管

肾的血管配备有以下特点：①肾动脉粗而短，直接发自腹主动脉，血压高，血流量大，每分钟约有20％全身循环血量流经肾，有利于生成尿液，排出代谢产物。②入球微动脉粗短，出球微动脉细长，因而血管球内血压高，有利于肾小体的滤过作用。③在肾实质内，动脉形成两次毛细血管，第一次是入球微动脉形成血管球，有利于原尿的形成；第二次是出球微动脉在肾小管周围形成球后毛细血管，有利于肾小管对原尿的重吸收。

二、输尿管、膀胱和尿道

(一)输尿管

输尿管(ureter)是将尿液输送到膀胱的肌性管道，左、右各一。输尿管起自肾盂，在腹后壁沿腰大肌前面下行，至骨盆上口跨过髂总动脉分叉处，进入骨盆腔，在膀胱底斜穿膀胱壁，开口于膀胱底内面的输尿管口，全长25～30cm。根据走行，输尿管可分为腹段、盆段和壁内段。输尿管全长有三处狭窄，分别在输尿管起始处、跨过髂总动脉分叉处(左)和髂外动脉起始处(右)、斜穿膀胱壁处。肾和输尿管的结石易滞留在这些狭窄处。

(二)膀胱

膀胱(urinary bladder)是贮存尿的肌性囊状器官，它的形状、大小和位置随尿的充盈程度的不同而有较大变化。成人膀胱容量为350～500mL，新生儿膀胱的容量约为成人的1/10。

1. 膀胱的形态和位置　膀胱在空虚时呈三棱锥体形，其尖朝前上称膀胱尖；底朝后下称膀胱底；尖与底之间的部分称膀胱体；膀胱的最下部称膀胱颈。颈的下端有尿道内口，通尿道。

膀胱位于骨盆腔的前部，耻骨联合的后方，空虚时，膀胱尖不超过耻骨联合的上缘。膀胱充盈时，其上部膨入腹腔，膀胱与腹前壁之间的腹膜返折线也随之上移。因此，可沿耻骨联合上缘作膀胱穿刺术，而不致损伤腹膜。男性膀胱后面与精囊、输精管壶腹和直肠毗邻(见图1-8)；女性膀胱后面与子宫和阴道毗邻(见图1-9)。小儿膀胱的位置较高，部分位于腹腔内。

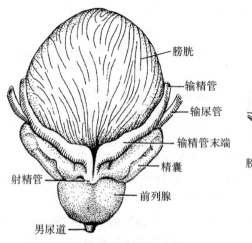

图1-8　男性膀胱后面的毗邻

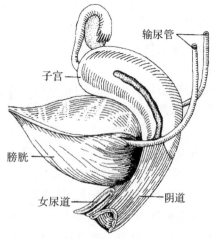

图1-9　女性膀胱后面的毗邻

2.膀胱的结构　膀胱壁由黏膜、肌层和外膜构成(见图1-10)。在膀胱空虚时,黏膜形成许多皱襞,在膀胱充盈时消失。黏膜上皮为变移上皮。在膀胱底的内面,左、右输尿管口与尿道内口间的三角形区域称膀胱三角(trigone of bladder)。此处黏膜平滑无皱襞,是膀胱肿瘤和结核的好发部位。肌层由平滑肌构成,分内纵、中环、外纵三层,共同构成膀胱逼尿肌。在尿道内口处,中层环行肌增厚形成括约肌。外膜大多为纤维膜,仅上部为浆膜。

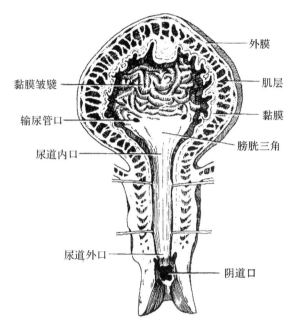

图 1-10　女性膀胱和尿道

(三)尿道

尿道(urethra)是从膀胱向体外排尿的管道。男性尿道除排尿外,兼有排精功能。女性尿道(见图1-10)起自尿道内口,经阴道前方下降,穿过尿生殖膈,以尿道外口开口于阴道前庭,长为3~5cm。由于女性尿道短而宽直,故易引起逆行性泌尿系统感染。

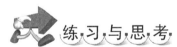 练·习·与·思·考·

(一)单项选择题

1.对肾的描述中,错误的是　　　　　　　　　　　　　　　　　　　　　　(　)

　A.是腹膜外位器官　　　　　　　　　　B.左肾低于右肾半个椎体

　C.成人肾门约平第1腰椎体　　　　　　D.第12肋斜过左肾中部后方

　E.位于腹后壁脊柱的两侧

2.肾被膜的最内层是　　　　　　　　　　　　　　　　　　　　　　　　(　)

　A.腹膜　　　　B.肾筋膜　　　　C.脂肪囊　　　　D.纤维囊　　　　E.大网膜

3.出入肾门的结构有　　　　　　　　　　　　　　　　　　　　　　　　(　)

　A.肾小盏　　　B.输尿管　　　　C.肾大盏　　　　D.肾盂　　　　　E.肾乳头

4.肾门约平　　　　　　　　　　　　　　　　　　　　　　　（　　）

　　A.第12胸椎　　B.第1腰椎　　C.第2腰椎　　D.第3腰椎　　E.第4腰椎

5.肾单位是由(　　)组成

　　A.肾小体和肾小囊　　　　　　B.肾小球和肾小囊　　　　　　C.肾小球和肾小管

　　D.肾小管和肾小囊　　　　　　E.肾小体和肾小管

6.近端小管曲部的游离面有　　　　　　　　　　　　　　　　　　（　　）

　　A.纤毛　　　　B.绒毛　　　　C.纹状缘　　　　D.刷状缘　　　　E.微绒毛

7.能分泌肾素的细胞是　　　　　　　　　　　　　　　　　　　　（　　）

　　A.球旁细胞　　　　　　　　B.足细胞　　　　　　　　C.球内系膜细胞

　　D.球外系膜细胞　　　　　　E.致密斑

(二)填空题

8.与男性尿道相比,女尿道的形态特点是_____、_____和_____。

9.输尿管按其行程可分为_____、_____和_____三部分。

10.膀胱的形态可分为_____、_____、_____和_____四部分。

11.滤过屏障包括_____、_____和_____三层。

(三)名词解释

12.肾门

13.膀胱三角

14.滤过屏障

(四)简答题

15.写出尿的产生及排出途径。

（陶冬英）

第二节　肾脏的泌尿功能

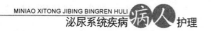 学习目标

1. 掌握尿生产的基本过程,有效滤过压的组成和作用,肾小球滤过率和滤过分数的概念,影响肾小球滤过的因素;钠的重吸收及其重要性,水、葡萄糖的重吸收特点,肾糖阈的概念,H^+、K^+、NH_3的分泌机制及意义;抗利尿激素、醛固酮的生理作用及分泌调节机制;急性肾功能衰竭的病因及其功能代谢变化,慢性肾功能衰竭的主要功能代谢变化。

2. 熟悉肾血流的特点和肾血流量的调节;肾小管和集合管重吸收的概念、部位、选择性及机制,Cl^-、$NaHCO_3$、K^+的重吸收;心钠素的作用;正常尿量,尿量及排尿反射异常;急性肾功能衰竭的发病机制,慢性肾功能衰竭的临床经过与发病机制,尿毒症的概念及功能代谢变化。

3. 了解尿的浓缩和稀释过程,尿液的理化特性。

排泄(excretion)是指机体将物质代谢的终产物、进入体内的异物以及过剩的物质,经血液循环由相应的途径排出体外的过程。人体主要的排泄途径有:①呼吸器官,通过呼气排出 CO_2、少量水分和挥发性药物等;②消化器官,唾液腺可排出少量的铅和汞,消化管可排泄胆色素和无机盐等,但是,食物经消化吸收后留下的残渣,由直肠排出,因其未进入内环境,故不属于排泄;③皮肤,以蒸发形式排出水、NaCl、KCl、尿素和乳酸等;④肾,通过尿的生成,排出代谢终产物和过剩的物质等。由肾排出的代谢终产物的种类最多、数量最大,故肾是人体的主要排泄器官。

肾脏能随机体代谢的需要而调整尿液的成分和量,起到了调节细胞外液量和渗透压,保留体液中的重要电解质如 Na^+、K^+、HCO_3^- 及 Cl^- 等,排酸保碱维持酸碱平衡等作用。此外,肾脏可分泌促红细胞生成素、肾素、1,25-二羟维生素 D_3 和前列腺素等多种生物活性物质,并可降解甲状旁腺素、降钙素等物质。所以,肾并非是单纯的排泄器官,而是维持机体内环境相对稳定的重要器官之一。

各种病因可通过肾小球病变、肾小管坏死、肾间质损害、肾血管病变等环节造成肾脏泌尿功能严重障碍,引起体内代谢产物蓄积及水、电解质和酸碱平衡紊乱,并伴有肾脏内分泌功能障碍的综合征,称为肾功能衰竭(renal failure),根据其发病的急缓以及病程的长短,可分为急性肾功能衰竭(acute renal failure,ARF)和慢性肾功能衰竭(chronic renal failure,CRF),急、慢性肾功能衰竭发展到最严重阶段,均为尿毒症,导致严重后果。

DAORU QINGJING
导入情景

患者,男,35 岁。因烧伤急诊入院。体检:T 37.2℃,P 100 次/min,R 22 次/min,BP 85/60mmHg。患者神志清楚,烦躁,烧伤面积达 20%,24h 尿量为 220mL。

初步诊断:烧伤性休克,急性肾功能衰竭。

请思考:该患者尿量有何变化?为什么?

一、尿的生成过程

尿生成的过程包括三个相互联系的基本步骤:①肾小球的滤过;②肾小管和集合管的重吸收;③肾小管和集合管的分泌及排泄。

(一)肾小球的滤过作用

循环血液经过肾小球毛细血管时,血浆中的水和小分子溶质,包括少量分子量较小的血浆蛋白,可以滤入肾小囊的囊腔而形成滤过液,即原尿。此过程即为肾小球的滤过作用。用微量化学分析方法证明,原尿中除蛋白质含量极微外,其他成分以及晶体渗透压、pH 均与血浆的基本相同(见表 1-1)。

表 1-1 血浆、原尿和终尿中物质含量及每天的滤过量和排出量

成分	血浆 (g/L)	原尿 (g/L)	终尿 (g/L)	终尿/血浆 (倍数)	滤过总量 (g/d)	排出量 (g/d)	重吸收率 (%)
Na^+	3.3	3.3	3.5	1.1	594.0	5.3	99
K^+	0.2	0.2	1.5	7.5	36.0	2.3	94
Cl^-	3.7	3.7	6.0	1.6	666.0	9.0	99
碳酸根	1.5	1.5	0.07	0.05	270.0	0.1	99
磷酸根	0.03	0.03	1.2	40.0	5.4	1.8	67
尿素	0.3	0.3	20.0	67.0	54.0	30.0	45
尿酸	0.02	0.02	0.5	25.0	3.6	0.75	79
肌酐	0.01	0.01	1.5	150.0	1.8	2.25	0
氨	0.001	0.001	0.4	400.0	0.18	0.6	0
葡萄糖	1.0	1.0	0	0	180.0	0	100*
蛋白质	微量	0	0	0	微量	0	100*
水					180L	1.5L	99

* 几乎为 100%

在有足够血流量的前提下,血液经肾小球的滤过,主要与肾小球滤过膜及其通透性和有效滤过压有关。

(一)滤过膜及其通透性

肾小球滤过膜由三层结构组成,每层结构上均有不同直径的微孔(见图 1-11)。滤过膜内层为毛细血管内皮细胞层,细胞间有许多直径为 50~100nm 的圆形微孔,可阻止血细胞通过,但对血浆中的物质几乎无限制作用。中间层为基膜,由水和凝胶构成的厚约 330nm

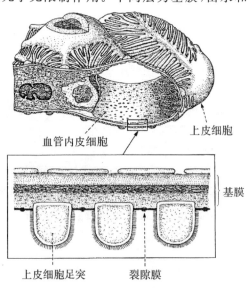

图 1-11 肾小球滤过膜示意图

的微纤维网结构,网孔直径为 4～8nm,可允许水和部分溶质通过,是滤过膜的主要滤过屏障。外层为肾小囊脏层上皮细胞,此类细胞伸出足突贴附于基膜外侧,足突相互交错形成裂隙,裂隙上覆盖一层薄膜,膜上有 4～14nm 的微孔,可限制蛋白质通过。以上三层结构组成了滤过膜的机械屏障。除机械屏障作用外,以上各层均覆盖有带负电荷的物质(主要是糖蛋白),可能起着电学屏障的作用。

物质通过滤过膜的能力取决于其分子大小及所带电荷。实验表明,凡分子量<69000、有效半径<1.8nm 的带正电荷或呈电中性的物质,如水、Na^+、尿素、葡萄糖等,均可自由地通过滤过膜上的微孔。分子量>69000、有效半径≥3.6nm 的大分子物质,由于机械屏障的作用,则难以通过。血浆白蛋白的有效半径为 3.5nm,但由于其带负电荷,也不能通过电学屏障,故原尿中几乎无蛋白质。电学屏障作用相对较弱,故 Cl^-、HCO_3^-、HPO_4^{2-} 和 SO_4^{2-} 等带负电荷的物质可顺利通过滤过膜。

(二)有效滤过压

肾小球滤过作用的动力是有效滤过压(effective filtration pressure),构成有效滤过压的因素与其他器官组织液生成的过程相似,但由于肾小囊内的滤过液中蛋白质浓度极低,其胶体渗透压可忽略不计。因此,肾小球毛细血管血压是滤出的唯一动力,而血浆胶体渗透压和囊内压则是滤出的阻力(见图 1-12),即

有效滤过压＝肾小球毛细血管血压－(血浆胶体渗透压＋肾小囊内压)

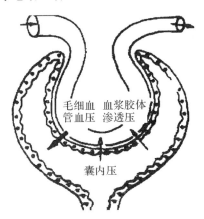

毛细血管血压　血浆胶体渗透压

囊内压

图 1-12　有效滤过压示意图

皮质肾单位的肾小球毛细血管血压较其他器官的毛细血管血压高,这是因为入球小动脉粗而短,血流阻力较小,出球小动脉细而长,血流阻力较大。用微穿刺法测得入球小动脉端与出球小动脉端血压几乎相等,为 45mmHg(1mmHg≈0.133kPa),同时测得肾小囊内压较为稳定,约为 10mmHg。因此,肾小球毛细血管中有效滤过压的大小,主要取决于血浆胶体渗透压的变化。

肾小球毛细血管内的血浆胶体渗透压由于前进过程中滤液不断生成,血液中血浆蛋白浓度逐渐增加,而随之升高。因此,有效滤过压逐渐下降,当有效滤过压下降到零时,就达到滤过平衡,滤过便停止了。由此可见,不是肾小球毛细血管全段都有滤过作用的,只有从入球小动脉端到滤过平衡点这一段才有滤过作用。滤过平衡点越靠近入球小动脉端,有效滤

过的毛细血管长度就越短,有效滤过压和面积就越小,肾小球滤过率就越低。反之亦然。

(三)肾小球滤过功能的评价

临床上常用肾小球滤过率和滤过分数来评价肾功能的损害程度。

1. 肾小球滤过率 两侧肾在单位时间(每分钟)内生成的原尿量,称为肾小球滤过率(glomerular filtration rate, GFR)。肾小球滤过率是衡量肾功能的重要指标,正常成人安静时约为 125mL/min。依此计算,两侧肾每昼夜生成的原尿总量高达 180L 左右。

2. 滤过分数 肾小球滤过率和每分钟肾血浆流量的比值,称为滤过分数(filtration fraction, FF)。正常人安静时肾血浆流量为 660mL/min,滤过分数 $= (125/660) \times 100\% \approx 19\%$。这表明,当血液流经肾小球时,约有 1/5 的血浆滤过至肾小囊腔,形成原尿。

(四)影响肾小球滤过的因素

有效滤过压、滤过膜面积及其通透性和肾血浆流量三者任一因素的变化均将对肾小球的滤过作用产生不同程度的影响。

1. 有效滤过压 有效滤过压是肾小球滤过作用的动力,决定有效滤过压的三个因素中的任何一个因素发生改变,都将影响肾小球滤过率。

(1)肾小球毛细血管血压 由于肾血流量的自身调节机制,当动脉血压在 80~180mmHg 范围内变动时,肾小球毛细血管血压可维持相对稳定,从而使肾小球滤过率基本保持不变。当动脉血压低于 80mmHg 时,肾小球毛细血管血压降低,有效滤过率降低,肾小球滤过率降低。当血压下降到 40mmHg 以下时,肾小球滤过率降低到零,导致无尿。

(2)血浆胶体渗透压 正常人血浆蛋白浓度维持相对恒定,血浆胶体渗透压基本稳定。若因某些疾病使血浆蛋白的浓度明显降低,或静脉输入大量生理盐水使血浆稀释,均可导致血浆胶体渗透压降低,从而使有效滤过压升高,肾小球滤过率升高,尿量增多。

(3)肾小囊内压 正常情况下囊内压相对稳定,但发生肾盂或输尿管结石等疾病,或肿物压迫使尿路阻塞时,可致肾盂内压升高,肾小囊内压随之升高,致有效滤过压降低,肾小球滤过率降低,尿量减少。

2. 滤过膜的面积和通透性 成人两肾的滤过膜面积在 $1.5m^2$ 以上。正常情况下,两肾的全部肾小球滤过面积和通透性可以保持稳定。但在病理情况下,如急性肾小球肾炎,由于肾小球毛细血管的管腔变窄,甚至完全阻塞,以致有滤过功能的肾小球数量减少,有效滤过面积减少,可致肾小球滤过率降低,出现少尿甚至无尿。

3. 肾血浆流量 肾血浆流量对肾小球滤过率有明显影响。若其他条件不变,肾血浆流量与肾小球滤过率呈正相关。当肾血浆流量增加时,肾小球毛细血管内血浆胶体渗透压升高的速率和有效滤过压下降的速率均减慢,具有滤过效应的毛细血管长度增加,肾小球滤过率升高。相反,在各种原因所致的休克时,由于交感神经兴奋,肾血管收缩,肾血流量减少,血浆胶体渗透压上升的速度和有效滤过压下降的速率均加快,肾小球滤过率降低。

二、肾小管和集合管的重吸收作用

小管液在流经肾小管和集合管时,其中水和溶质大部分或全部被管壁细胞吸收回血液的过程,称为肾小管和集合管的重吸收。

肾小管和集合管对不同物质的重吸收是有选择性的。例如,按每分钟两肾生成的原尿量为 125mL 计算,每日生成的总量可达 180L,而终尿量一般为 1.5L,说明原尿中的水 99%以上被重吸收入血。对葡萄糖和 Na^+、HCO_3^- 等,可将其全部或大部分重吸收,对尿素和磷酸根等为部分重吸收。肌酐等代谢产物和进入体内的异物(如药物),则不被重吸收而全部排出体外。这种选择性重吸收作用做到了在保留对机体有用物质基础上,对机体有害的和过剩的物质进行清除,从而实现对人体内环境的净化作用。另外,肾小管的重吸收功能有一定限度,典型的例子是其对葡萄糖的吸收,正常情况下,小管液中的葡萄糖全部被重吸收,尿中没有葡萄糖,但当血糖浓度过高,小管液中葡萄糖含量超过肾小管重吸收的限度时,尿中即出现葡萄糖,称为糖尿。

(一)重吸收的部位和方式

1.部位和途径　各段肾小管和集合管都具有重吸收的功能,其中近球小管重吸收的物质种类最多,数量最大,是各类物质重吸收的主要部位。近球小管强大的重吸收功能是由近球小管的一些结构和功能特点决定的,如近球小管上皮细胞的管腔膜有大量密集的微绒毛形成的刷状缘,使吸收面积达 $50\sim60m^2$;管腔膜对 Na^+、K^+ 和 Cl^- 等的通透性大;上皮细胞内有大量的线粒体和酶类,代谢活跃,管腔膜上载体的种类、数量以及管周膜和基侧膜上钠泵的数量均较多。正常情况下,小管液中的葡萄糖、氨基酸等营养物质,几乎全部在近球小管重吸收;80%~90%的 HCO_3^-、65%~70%的水和 Na^+、K^+、Cl^- 等,也在此重吸收。余下的水和盐类的绝大部分在髓袢细段、远球小管和集合管重吸收,少量随尿排出,但值得注意的是,虽然在这些部位重吸收的量较少,但却与机体内水盐和酸碱平衡的调节密切相关。

各类物质的重吸收途径有跨上皮细胞和细胞旁途径,以前者为主。在小管上皮细胞之间有约 30nm 的间隙,只在靠管腔侧膜的紧密连接处构成闭锁区,将细胞间隙与管腔隔开,此为细胞旁途径。该途径是水和溶质跨上皮细胞途径重吸收的补充。

2.方式　重吸收的方式有主动和被动两种。主动转运是指小管液中的溶质逆电化学梯度转运到管周组织液并进入血液的过程。主动转运需要消耗能量,根据主动转运过程中能量供应的不同,分为原发性主动转运和继发性主动转运。前者如 Na^+ 和 K^+ 的重吸收消耗的能量主要由细胞管周膜上的钠泵水解三磷酸腺苷直接提供;后者如葡萄糖、氨基酸和有机酸等,它们分别与 Na^+ 共用细胞膜上的不同转运体,以相同的方向通过细胞膜而被吸收,动力直接来自 Na^+ 顺电化学梯度转运时释放的能量,属间接消耗三磷酸腺苷(adenosine triphosphate,ATP)。被动重吸收是指小管液中的物质顺浓度差或电位差或渗透压差,从管腔内转运至管周组织并入血的过程。如尿素顺浓度差和 Cl^- 顺电位差从小管液中扩散至管周组织液,水顺渗透压差而被重吸收等。

由上述可知,Na^+ 的主动转运在肾小管上皮细胞的转运中起着关键作用,小管液中的葡萄糖、氨基酸、有机酸和 Cl^- 等物质的重吸收都与 Na^+ 同向转运有关。另外,主动转运和被动转运关系密切,各种物质的主动转运所建立的小管内外浓度差、电位差是其他一些物质,如水,进行被动转运的基础。

(二)几种物质的重吸收

1.NaCl 和水的重吸收　从表 1-1 可知,每日滤过 Na^+ 总量可达 594g,排泄量仅为 5.3g,表明原尿中的 Na^+ 有 99%以上被重吸收入血。除髓袢降支细段外,肾小管各段和集合管对 Na^+ 均具有重吸收的能力,主要以主动形式重吸收。

近球小管重吸收的 NaCl,占滤液中 NaCl 总量的 $65\%\sim70\%$。此处 NaCl 重吸收的机制是:由于小管液中的 Na^+ 浓度比小管上皮细胞内高,且上皮细胞的管腔膜对 Na^+ 的通透性大,Na^+ 顺浓度差扩散入细胞内,随即被管周膜和基侧膜上的钠泵泵入组织液。继发于细胞内的 Na^+ 的泵出,小管液中的 Na^+ 得以不断地进入细胞内。同时,伴随 Na^+ 的重吸收,细胞内外电位发生变化,加之小管液的 Cl^- 浓度比小管细胞内高,Cl^- 顺其电位差和浓度差而被动重吸收。当大量 NaCl 进入管周组织液,组织液的渗透压升高,从而促使小管液中的水不断进入上皮细胞和管周组织液。NaCl 和水进入后,细胞间隙的静水压升高,促使 Na^+ 和水通过基膜进入相邻的毛细血管而被重吸收。但是部分 Na^+ 和水也可能通过紧密连接回漏到小管腔内。因此,近球小管处 Na^+ 的重吸收量等于主动重吸收量减去回漏量。

在髓袢中,重吸收的 NaCl 约占滤液中总量的 20%。髓袢各段对 NaCl 的重吸收并不相同。降支细段对 NaCl 的通透性极低,但对水的通透性高,由于水分不断渗透至管周组织液,使小管液中 NaCl 浓度升高。升支细段对水几乎不通透,但对 Na^+ 和 Cl^- 的通透性高,小管液中的 Na^+ 和 Cl^- 顺浓度差扩散至管周组织液,小管液中 Na^+、Cl^- 的浓度又明显降低。升支粗段对 NaCl 的重吸收是通过钠泵和管腔膜上转运体的活动,将 Na^+、Cl^-、K^+ 协同转运,一起转入细胞内,其比例为 $1:2:1$。髓袢升支粗段对水几乎不通透,水不被重吸收而留在小管内,由于其中的 NaCl 被上皮细胞重吸收入管周组织液,因此造成小管液渗透压降低而管周组织液渗透压增高。该段对水和 NaCl 重吸收的分离,对尿液的浓缩和稀释具有重要作用。呋塞米和依他尼酸等利尿剂,能特异性地与管腔膜转运体上的 Cl^- 结合点相结合,抑制 Na^+、Cl^-、K^+ 的协同转运,产生利尿作用。

远曲小管和集合管主动重吸收的 NaCl 约占滤液中总量的 12%。在集合管,Na^+ 和水的重吸收分别受醛固酮和抗利尿激素的调节,在机体缺盐或缺水时,对盐或水的重吸收增加,属于调节性重吸收。而其余肾小管各段对 Na^+ 和水的重吸收,同机体是否存在 Na^+、水不足或过剩无直接关系,属于必然性重吸收。

由此可见,肾小管各段和集合管对 Na^+ 的重吸收,对维持细胞外液 Na^+ 平衡和渗透压有重要作用。而且,Na^+ 的主动重吸收促进了葡萄糖和氨基酸的继发性主动重吸收,并间接促进了 HCO_3^-、Cl^- 的被动重吸收,同时 Na^+ 的重吸收还促进了 Na^+-H^+ 交换和 Na^+-K^+ 交换的过程。因此,Na^+ 的重吸收在肾小管和集合管对其他物质的重吸收及分泌功能中具有重要地位。

2. K^+ 的重吸收 近球小管重吸收 K^+ 的量占滤过量的 $65\%\sim70\%$;髓袢升支粗段可重吸收少量 K^+;至远曲小管始段,小管液中的 K^+ 仅为滤过量的 $5\%\sim10\%$,这部分 K^+ 在远曲小管和集合管可继续被重吸收,特别是在 K^+ 的摄入过度减少时尤其明显。一般认为,近球小管对 K^+ 的重吸收是一个主动过程,因为小管液中 K^+ 浓度约为 $4mmol/L$,而细胞内浓度约为 $150mmol/L$,小管液的 K^+ 是逆浓度差主动转运入细胞,然后扩散至管周组织液并入血的。终尿中的 K^+ 绝大部分是由集合管和远曲小管分泌的,其分泌量的多少取决于体内血 K^+ 浓度,并受醛固酮的调节。

3. HCO_3^- 的重吸收 小管液中的 HCO_3^- 是以 CO_2 的形式进行重吸收的。在近球小管重吸收量约为总量的 85%,其余的多数在远曲小管和集合管重吸收,HCO_3^- 的重吸收量占滤过总量的 99% 以上。滤液中的 HCO_3^- 不易透过管腔上皮细胞膜,它与分泌入小管液的 H^+ 生成 H_2CO_3,H_2CO_3 再分解为 CO_2 和水。CO_2 为高脂溶性物质,可迅速扩散入上皮细胞内,在碳酸酐酶的催化下和细胞内的水又生成 H_2CO_3,H_2CO_3 解离成 H^+ 和 HCO_3^-,H^+ 和小管液中 Na^+ 通过细胞膜上的转运体进行逆向转运,H^+ 被分泌到小管液中,而 Na^+ 被重吸收,两者相互联系,称为 Na^+-H^+ 交换。而 HCO_3^- 与 Na^+ 一起转运入血(见图 1-13)。可见,肾小管上皮细胞分泌 1 个 H^+ 可同时重吸收 1 个 HCO_3^- 和 1 个 Na^+ 入血,对于体内酸碱平衡的维持具有重要的意义。

由于 CO_2 通过管腔的速度明显高于 Cl^- 的速度,故 HCO_3^- 的重吸收常优先于 Cl^-。

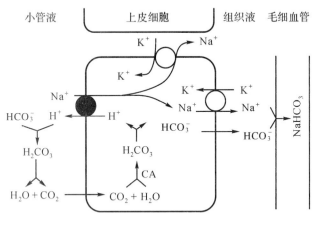

图 1-13　HCO_3^- 重吸收示意图

4. 葡萄糖的重吸收　肾小球滤液中葡萄糖浓度和血液中的相等,但终尿中几乎不含葡萄糖,说明葡萄糖全部被重吸收回血液。实验证明,葡萄糖的重吸收部位仅限于近端小管,其余的各段肾小管无重吸收葡萄糖的能力。

葡萄糖的重吸收继发于 Na^+ 的主动重吸收。小管液中的葡萄糖和 Na^+ 与上皮细胞刷状缘上的转运体结合后,引起其构型改变,使 Na^+ 易化扩散入细胞内,葡萄糖亦伴随进入。在细胞内,Na^+、葡萄糖和转运体分离,后者构型复原。Na^+ 被泵入组织液,葡萄糖则和管周膜上的载体结合,易化扩散至管周组织液再入血(见图 1-14)。

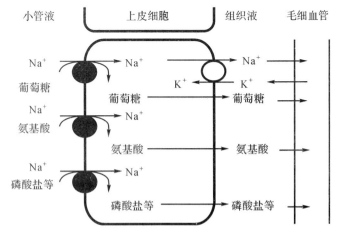

图 1-14　近球小管对葡萄糖、氨基酸和磷酸盐等的重吸收示意图

注:实心圆表示转运体,空心圆表示钠泵

近球小管对葡萄糖的重吸收有一定的限度,当血中的葡萄糖浓度超过 $8.96\sim10.08mmol/L$($1.6\sim1.8g/L$)时,部分近球小管上皮细胞对葡萄糖的吸收已达极限,葡萄糖就不能被全部重吸收,随尿排出而出现糖尿。尿中不出现葡萄糖时的最高血糖浓度,称为肾糖阈(renal glucose threshold)。

三、肾小管和集合管的分泌功能

肾小管和集合管上皮细胞除了重吸收机体需要的物质以外,还可将自身代谢产生的物质或血液中的某些物质通过分泌或转运过程排入小管液,以保证机体内环境的相对恒定。

(一)H^+的分泌

近球小管、远曲小管和集合管上皮细胞均可分泌 H^+,但主要在近球小管。由细胞代谢产生或由小管液进入细胞的 CO_2,在碳酸酐酶的催化下,与 H_2O 生成 H_2CO_3,H_2CO_3 解离成 H^+ 和 HCO_3^-。细胞内的 H^+ 通过 Na^+-H^+ 交换被分泌到小管液中,而小管液中的 Na^+ 则被重吸收入细胞(见图 1-15)。分泌入小管液的 H^+ 与其内的 HCO_3^- 生成 H_2CO_3,后者分解的 CO_2 又扩散入细胞,在细胞内再生成 H_2CO_3。每分泌一个 H^+,可重吸收 1 个 Na^+ 和 1 个 HCO_3^- 回到血液。

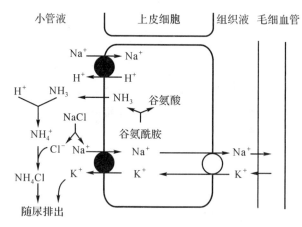

图 1-15 H^+、NH_3 和 K^+ 分泌关系示意图
注:实心圆表示转运体,空心圆表示钠泵

(二)NH_3 的分泌

细胞内的 NH_3 主要来源于谷氨酰胺的脱氨基反应,其他氨基酸也可氧化脱氨基生成 NH_3。NH_3 主要由远曲小管和集合管分泌,但在酸中毒时,近球小管也可分泌 NH_3。NH_3 是脂溶性物质,可通过细胞膜扩散入小管液中。进入小管液的 NH_3 与 H^+ 结合成 NH_4^+,减少了小管液中的 H^+ 量,有助于 H^+ 的继续分泌。NH_4^+ 是水溶性物质,不能通过细胞膜,而是与 Cl^- 结合生成铵盐(NH_4Cl)随尿排出。随着小管液中的 NH_3 与 H^+ 结合生成 NH_4^+,小管液中的 NH_3 降低,利于 NH_3 的继续分泌。

(三)K^+ 的分泌

K^+ 主要由远曲小管和集合管分泌。K^+ 的分泌与 Na^+ 的主动重吸收有密切的联系,远曲小管和集合管对 Na^+ 的主动重吸收,使管腔内成为负电位($-40\sim-10mV$);钠泵的活动则促使组织液的 K^+ 进入细胞,增加了细胞内和小管液之间的 K^+ 浓度差,以上两者均有利

于 K^+ 进入小管液中。即在小管液中的 Na^+ 被重吸收入细胞内的同时,促进了 K^+ 的分泌,这种 K^+ 的分泌与 Na^+ 的重吸收相互联系,称为 Na^+-K^+ 交换。

Na^+-K^+ 交换和 Na^+-H^+ 交换呈竞争性抑制,故在酸中毒时,Na^+-H^+ 交换增强,而 Na^+-K^+ 交换减弱,可出现高钾血症;碱中毒时,Na^+-H^+ 交换减弱,K^+ 分泌增多,可出现低钾血症。

另外,K^+ 的分泌量与机体摄入的 K^+ 量有关,摄入多,排出多,摄入少则排出少,但如摄入无 K^+ 饮食,机体也将排出一部分 K^+。故在临床上,为维持体内的 K^+ 平衡,应对不能进食的患者适当地补 K^+,以免引起血 K^+ 降低。

(四)其他物质的排出

肾小管和集合管还可将血浆中的某些代谢产物如肌酐等,以及进入人体的某些异物如青霉素等直接排入小管液。每日随尿排出的肌酐量大于滤过的量,表明肾小管和集合管细胞具有将血浆中的肌酐排入小管液的作用。此外,进入体内的物质如青霉素、酚红、呋塞米和依他尼酸等,它们在血液中大多与血浆蛋白结合而运输,很少被肾小球滤过,主要也是由近球小管排入到小管液中。

四、尿液的浓缩和稀释

尿的渗透压可由于体内缺水或水过剩等不同情况而出现大幅度的变动,当体内缺水时,机体将排出渗透压明显高于血浆渗透压的高渗尿,即浓缩尿。而体内水过剩时,将排出渗透压低于血浆渗透压的低渗尿。正常血浆的渗透压约为 300mOsm/L,原尿的渗透压与血浆的基本相同,但终尿的渗透压变动范围为 50～1200mOsm/L。说明肾对尿液的浓缩和稀释功能很强,这对于维持人体水平衡具有重要作用。

(一)尿浓缩和稀释的基本过程

尿液的浓缩和稀释是在髓袢、远曲小管和集合管内进行的,其先决条件是肾髓质内的高渗梯度,抗利尿激素则是尿液浓缩和稀释的决定因素。

用冰点降低法测定鼠肾发现,肾皮质部组织液的渗透压与血浆相等,而由髓质外层向乳头部深入,组织液的渗透压逐渐升高,分别为血浆的 2.0、3.0 和 4.0 倍(见图 1-16),表明肾

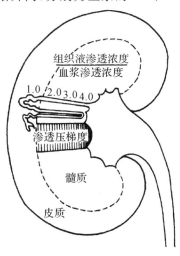

图 1-16 肾髓质渗透梯度示意图

髓质的渗透浓度由外向内逐步升高,具有明确的渗透梯度。肾髓质内的高渗梯度为重吸收水提供了足够的动力,当低渗的小管液流经远曲小管和集合管时,由于管外组织液为高渗,且越向内髓方向越高,所以小管液中的水可在管内外渗透压差的作用下被不断地重吸收。但水的重吸收量除了受重吸收动力驱动外,还取决于另一个关键因素——管壁对水的通透性。远曲小管和集合管对水的通透性受抗利尿激素的调节,当体内水缺乏时抗利尿激素释放增加,管壁对水的通透性增加,小管液中的水大量渗入管周,水的重吸收增多,尿液减少,渗透压升高,即尿液被浓缩;而当机体水过多时,抗利尿激素释放减少,管壁对水的通透性降低,水的重吸收减少,尿液增多,渗透压降低,形成低渗尿,尿液被稀释。由此可见,尿液的浓缩和稀释,是在肾髓质渗透梯度存在的情况下,由抗利尿激素进行调节的。

(二)肾髓质渗透压梯度的形成和保持

1. 肾髓质高渗区的形成 肾髓质高渗区及其渗透压梯度的形成与肾小管各段及集合管对水和溶质的通透性不同相关(见表1-2)。

表 1-2 各段肾小管和集合管对不同物质的通透性及作用

	水	Na$^+$	尿素	作用
髓袢降支细段	易通透	不易通透	不易通透	水进入内髓部组织液,使小管液中NaCl浓度和渗透压逐渐升高
髓袢升支细段	不易通透	易通透	中等通透	NaCl由小管液进入内髓部组织液,使之渗透压升高;部分尿素由内髓组织液进入小管液加入尿素再循环
髓袢升支粗段	不易通透	通透(主动重吸收Na$^+$、Cl$^-$)	不易通透	NaCl进入外髓部组织液,使之渗透压升高
远曲小管和集合管	在有抗利尿激素时,集合管对水易通透	主动重吸收	在皮质和外髓部不易通透,内髓部易通透	水重吸收使小管液中尿素浓度升高。NaCl和尿素进入内髓组织液,使之渗透压升高。部分尿素进入髓袢升支细段,形成尿素再循环

在外髓部,由于髓袢升支粗段能主动重吸收Na$^+$和Cl$^-$,而对水不通透,故随着对NaCl的主动重吸收,升支粗段管周组织液的渗透压则升高,于是形成从近皮质部到近内髓部的外髓组织液的渗透压增高的梯度。

在内髓部,渗透压梯度的形成与尿素的再循环和NaCl的扩散有密切关系。尿素的再循环包括以下环节:①远曲小管及皮质部、外髓部的集合管对尿素不通透,但集合管对水易通透,所以水被重吸收,小管液的尿素浓度逐渐增高;②流至内髓后,由于内髓部集合管对尿素通透较大,尿素顺浓度差进入组织液,使内髓部组织渗透压增高;③髓袢升支细段对尿素的通透性大,内髓组织液中的尿素可顺浓度差扩散入升支细段,随小管液流至内髓集合管时再扩散入组织液,形成尿素的再循环。尿素的再循环有助于内髓高渗透压梯度的形成和加强。NaCl的扩散发生于内髓部,髓袢细段降支对Na$^+$不通透,但对水易通透,随着小管液中的水不断进入内髓组织间,小管液中NaCl浓度逐渐增高,在髓袢折返部达到最高。而在升支细段,管壁对

Na^+易通透而对水不通透,NaCl顺浓度差扩散入组织液,参与内髓部高渗透压梯度的形成(见图 1-17)。

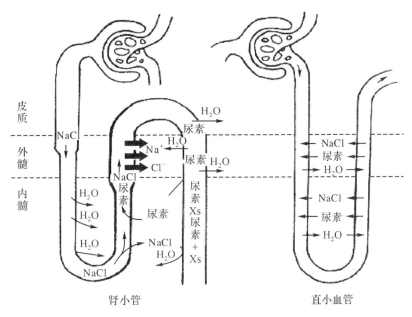

图 1-17　尿浓缩机制示意图

2. 肾髓质高渗透压梯度的保持　肾髓质高渗透压梯度的保持主要依靠直小血管的逆流交换作用。直小血管与髓袢平行,当其中的血液沿降支下行时,因其周围组织液的 NaCl 和尿素浓度逐渐增加,这些物质便顺浓度差扩散入直小血管,而直小血管中的水则渗出到组织液中。愈深入内髓层,直小血管血液中的 NaCl 和尿素浓度愈高,至折返部达最高。当血液沿升支回流时,其中的 NaCl 和尿素浓度总是比小管外同一水平的组织液高,故 NaCl 和尿素又不断扩散到组织液,而水重新渗入直小血管。由于直小血管细而长、阻力大,血流缓慢,有充分的时间进行逆流交换,所以当直小血管升支离开外髓部时,带走的只是过剩部分的溶质和水(主要是水),从而使髓质的高渗透压梯度得以保持。

　知识链接

血浆清除率

血浆清除率是一个抽象的概念,指的是肾在单位时间内将多少毫升血浆中的某种物质完全清除出去,此血浆毫升数称为该物质的血浆清除率(mL/min)。具体计算清除率时需要测量三个数值:尿中某物质的浓度(U),每分钟尿量(V)和血浆中某物质的浓度(P)。因为尿中该物质均来自血浆,所以,$U \times V = P \times C$,亦即:$C = (U \times V)/P$。

各种物质的清除率不一样,正常情况下,葡萄糖的清除率为 0,因为尿中不含葡萄糖;而尿素则为 70mL/min,清除率能够反映肾对不同物质的清除能力。因此通过清除率也可了解肾对各种物质的排泄功能,所以它是一个较好的肾功能测定方法。测定清除率不仅可以了解肾的功能,还可以测定肾小球滤过率、肾血流量和推测肾小管转运功能。

五、尿生成的调节

尿的生成过程包括肾小球滤过和肾小管、集合管的重吸收和分泌。因此,机体对尿生成的调节也是通过影响这些作用而实现的。

(一)肾小球机能的调节

肾小球机能的调节主要是指肾血流量和肾小球滤过率的调节。因肾血流量也是影响肾小球滤过率关键的可变因素,故其调节机制也是肾小球滤过率的调节机制。

肾血流量大且主要分布于皮质,安静时两肾血流量约为 1200mL/min,相当于心排血量的 20%～25%。其中流经肾皮质的血量约为肾血流量的 94%。由于血浆约占全血容量的 55%,以此推算,肾血浆流量约为 660mL/min,利于肾脏完成其生成尿的功能。肾内存在两套毛细血管网,即肾小球毛细血管网和肾小管周围毛细血管网,其中肾小球毛细血管网的血压高,有利于肾小球的滤过,肾小管周围毛细血管网的血压低,有利于肾小管对小管液中物质的重吸收。

肾血流量兼备自身调节和神经体液调节两种调节机制。

1. 自身调节 指肾血流量可不依赖于神经和体液因素的作用,而在一定的血压波动范围内保持相对恒定的现象。在离体肾实验中观察到,当肾动脉灌流压由 20mmHg 升高到 80mmHg 的过程中,肾血流量随灌流压的升高而增加;当灌流压在 80～180mmHg 变动时,肾血流量保持相对恒定;进一步升高灌流压,肾血流量又随之增加。肾血流量自身调节的机制尚未完全阐明,获得较多支持的是肌源学说和球-管平衡机制。

2. 神经和体液调节 支配肾血管的神经主要是交感神经,肾交感神经活动加强时,引起肾血管收缩,肾血流量减少。肾上腺素、去甲肾上腺素和血管紧张素等体液因素可引起肾血管收缩,肾血流量减少;而血管内皮细胞可释放一氧化氮和前列腺素使肾血管舒张。

综合而言,一般在安静的情况下,当全身动脉血压在 80～180mmHg 波动时,肾主要依靠自身调节来保持血流量的相对稳定,以维持正常的滤过率。在紧急情况下,全身血液将重新分配,通过交感神经及肾上腺素等的作用来减少肾血流量,引起肾小球滤过率的降低,其主要意义在于使血液重新分配,以维持脑和心脏等重要器官的血液供应。

(二)肾小管和集合管机能的调节

1. 肾内调节 包括小管液中溶质浓度的影响、球-管平衡等。

(1)小管液中溶质的浓度:小管液溶质的浓度决定小管内的渗透压,如果小管液中溶质的浓度高,则渗透压高,小管液与管周组织液间的渗透压差将减小,水重吸收的动力减小,将会妨碍肾小管特别是近球小管对水的重吸收。糖尿病患者的多尿,就是由于小管液中葡萄糖含量增多,使小管液的渗透压升高而造成尿量增多并出现糖尿。这种由于小管液中溶质浓度增高,使水的重吸收减少而尿量增多的现象称为渗透性利尿(osmotic diuresis)。临床上根据渗透性利尿原理,使用能被肾小球滤过但不被肾小管重吸收的物质,如 20%甘露醇,以达到利尿消肿的目的。

(2)球-管平衡:近球小管对小管液的重吸收量与肾小球滤过率之间存在一定的比例关系,即近球小管的重吸收量始终占滤过量的 65%～70%,这种关系称为球-管平衡。其生理意义在于使尿量不致因肾小球滤过率的变化而发生大幅度的变化。其原理是,在肾血浆流量不变的情况下,如肾小球滤过率升高,则进入近球小管周围毛细血管的血量减少,毛细血管中血压降低而胶体渗透压增高,在这种情况下,毛细血管对小管细胞间液体的回收加速,这同时也致组织液静水压降低,有利于肾小管增加对 Na^+ 和水的重吸收;如果肾小球滤过率降低,则发生相反的变化,使重吸收的量稳定在达肾小球滤过率的 65%～70%。球-管平衡在某些情况下也可能被打破。如在渗透性利尿时,近球小管重吸收率降低,而肾小球滤过率不受影响,重吸收率小于 65%,排出的 NaCl 和尿量都会明显增多。

2. 神经和体液调节

(1)神经调节 肾主要接受肾交感神经的支配。肾交感神经兴奋可引起入球小动脉和出球小动脉收缩,且前者收缩更为明显,使肾小球毛细血管血浆流量减少,肾小球滤过率降低。交感神经兴奋还可刺激球旁器中的球旁细胞释放肾素,导致循环血中的血管紧张素Ⅱ和醛固酮含量增加,增加肾小管对 NaCl 和水的重吸收;交感神经兴奋也促进近球小管和髓袢上皮细胞重吸收 Na^+、Cl^- 和水。肾交感神经抑制则有相反的作用。

(2)体液调节

①抗利尿激素:抗利尿激素(antidiuretic hormone,ADH)由下丘脑视上核和室旁核的神经内分泌细胞合成的由 9 个氨基酸残基组成的小肽,经下丘脑垂体运输至神经垂体贮存,并由此释放入血。

抗利尿激素的主要作用是提高远曲小管和集合管上皮细胞对水的通透性,从而增加水的重吸收,使尿液浓缩,尿量减少(抗利尿)。抗利尿激素与远曲小管和集合管上皮细胞管周膜上的 V_2 受体结合后,通过兴奋性 G 蛋白激活膜内的腺苷酸环化酶,使细胞内 cAMP 生成增多,cAMP 激活细胞中的蛋白激酶 A,使原位于管腔膜附近的含有水通道的小泡镶嵌在管腔膜上(见图 1-18),水通道的增加使管壁对水的通透性增加,水重吸收的量增多使尿液浓缩,尿量减少。当抗利尿激素缺乏时,管腔膜上的水通道返回到细胞内原来的部位,管腔膜上的水通道消失,管壁对水通透性降低。

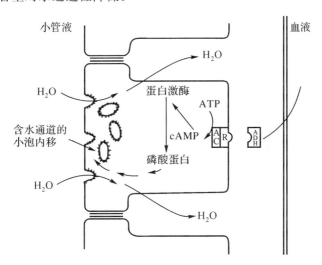

图 1-18 抗利尿激素的作用机制示意图

血浆晶体渗透压是生理情况下调节抗利尿激素分泌和释放的重要因素。下丘脑视上核和室旁核及其周围区域存在渗透压感受器,在人体因剧烈运动而大量出汗或病理情况下发生严重的呕吐、腹泻后,导致体内水分丧失,血浆晶体渗透压升高,可刺激渗透压感受器,引起视上核和室旁核细胞分泌、神经垂体释放的抗利尿激素增加。抗利尿激素促进远曲小管和集合管对水的重吸收,尿液浓缩,水分排出减少,有利于血浆晶体渗透压恢复到正常范围。相反,大量饮清水使血浆晶体渗透压降低,上述刺激作用减弱,抗利尿激素分泌和释放减少甚至停止,远曲小管和集合管对水的重吸收减少,尿液稀释,尿量增多,以排出体内过剩的水分。这种由于一次性的大量饮清水,反射性地使抗利尿激素分泌和释放减少而引起尿量明显增多的现象,称为水利尿。临床上常利用水利尿试验来检测肾的稀释能力。

抗利尿激素释放的调节还和循环血量的变化有关。循环血量减少时,对左心房和胸腔大静脉壁上的容量感受器刺激减弱,同时心排血量减少,血压降低,对压力感受器的刺激减弱,二者经迷走神经传入中枢的冲动减少,反射性地使抗利尿激素分泌和释放增多,水重吸收增多,尿量减少,有利于血容量和血压的恢复。循环血量增多时,对容量感受器的刺激增强;同时,心排血量增多,血压升高,对压力感受器的刺激增强,两者均可使迷走神经传入冲动增加,反射性地抑抗利尿激素的分泌和释放,使水的重吸收减少,尿量增多,以排出体内过剩的水分。

②醛固酮:醛固酮(aldosterone)由肾上腺皮质球状带的细胞分泌。其作用主要是促进远曲小管和集合管上皮细胞对 Na^+ 和水的重吸收,促进 K^+ 的分泌,所以具有保 Na^+ 排 K^+ 和增加细胞外液容量的作用。

醛固酮属类固醇类激素,可直接进入远曲小管和集合管的上皮细胞,与胞质内的受体结合形成激素-受体复合物,后者通过核膜,与核中 DNA 特异性结合位点相互作用,调节特异性 mRNA 转录,最终合成多种醛固酮诱导蛋白。这些蛋白使管腔膜对 Na^+ 的通透性增大,线粒体内 ATP 的合成和管周膜上钠泵的活性增加,以及 Na^+-K^+ 和 Na^+-H^+ 交换过程增强。醛固酮在增强远曲小管和集合管上皮细胞对 Na^+ 的重吸收的同时,水的重吸收也增加,故细胞外液量增多,K^+ 的分泌量也增加(见图 1-19)。

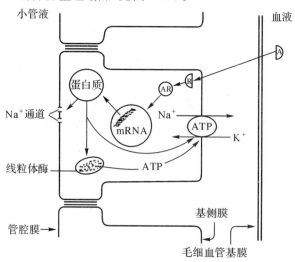

图 1-19 醛固酮作用机制示意图

醛固酮的分泌主要受肾素–血管紧张素–醛固酮系统和血 K^+、血 Na^+ 浓度的调节。

肾素是球旁细胞分泌的一种蛋白水解酶。由肝脏合成的血管紧张素原在肾素等一系列酶的作用下逐步水解，先后产生血管紧张素 Ⅰ、Ⅱ、Ⅲ，血管紧张素 Ⅱ 和 Ⅲ 可刺激肾上腺皮质分泌醛固酮增多，因此，肾素–血管紧张素系统和醛固酮在血浆中的变化是一致的，共同构成一个相互关联的功能系统，称为肾素–血管紧张素–醛固酮系统。

血 K^+ 浓度升高和（或）血 Na^+ 浓度降低，均可直接刺激醛固酮的合成和分泌增加；反之，则使醛固酮分泌减少。其中，肾上腺皮质球状带对血 K^+ 浓度的变化比对血 Na^+ 浓度变化更为敏感。醛固酮于血中 K^+、Na^+ 浓度关系密切，醛固酮的分泌受血中 K^+、Na^+ 浓度调节，而醛固酮的作用又可调节血中 K^+、Na^+ 浓度的平衡。

 知识链接

肾素–血管紧张素–醛固酮系统与高血压

近年来把肾素–血管紧张素–醛固酮系统（renin-angiotensin-aldosterone system，RAAS）看成是高血压病发病的轴心，并根据血浆中肾素水平，将高血压分为三型：高肾素型、低肾素型、正常肾素型。根据 RAAS 的相关理论可对某些临床现象进行更恰当的解释，并依次提出对应的治疗方法，如高肾素型需要用心得安等 β 受体阻断剂治疗，低肾素型需要用利尿剂治疗，正常肾素型可用一般降压药治疗等。

③心房钠尿肽：心房钠尿肽是由心房肌细胞合成和释放。心房钠尿肽通过抑制集合管对 NaCl 的重吸收，促进入球和出球小动脉舒张（以前者为主）以及抑制肾素、醛固酮和抗利尿激素的分泌，使 Na^+、水的重吸收减少，具有明显的促进 NaCl 和水排出的作用。当循环血量增加使心房扩张或摄入钠过多时，均刺激心房钠尿肽的释放。

六、尿液及其排放

尿的生成是个连续不断的过程。通过滤过、重吸收、分泌等过程形成的尿液经集合管流出，汇入乳头管，再进入肾盂。由于压力差和肾盂的收缩，尿被送入输尿管，输尿管的周期性蠕动将其运送至膀胱，膀胱内贮存的尿达到一定量时，引起排尿反射，尿液经尿道排出体外。

（一）尿量

正常成人每昼夜尿量为 1000～2000mL，平均 1500mL。尿量的多少主要取决于机体水代谢的情况，包括摄入的水量和由其他途径排出的水量。每昼夜的尿量如长期保持在 2500mL 以上称为多尿，每昼夜尿量在 100～500mL 范围为少尿，如每昼夜尿量＜100mL 则称为无尿。

正常人每天的固体代谢产物约 35g，其在尿中的溶解度约 7g/100mL，每天最少需要 500mL 的尿量才能保障将这些代谢产物排出体外。故少尿和无尿将导致代谢产物在体内的蓄积，导致尿毒症；而多尿则可能引起机体脱水，水、电解质平衡紊乱。

（二）排尿反射

排尿活动是一种反射活动。当膀胱内尿量达 400～500mL、内压超过 7.5mmHg 时，膀胱壁上的牵张感受器受到刺激而兴奋,冲动沿盆神经传入骶髓的排尿反射初级中枢,同时,冲动上行达大脑皮层的高级排尿反射中枢,产生尿意。如环境允许,由高级排尿反射中枢发出的冲动加强初级中枢的兴奋,经盆神经传出冲动增多,引起逼尿肌收缩,内括约肌松弛,尿液进入后尿道(见图1-20)。后尿道感受器受到尿液刺激,冲动沿阴部神经传入脊髓初级排尿中枢,并使其活动增强,经传出神经使逼尿肌加强收缩,外括约肌松弛,于是,尿液被强大的膀胱内压(可高达110mmHg)驱出。尿液对尿道的刺激可反射性地加强排尿中枢活动,这是一种正反馈,可以促进排尿反射,直至尿液排完为止。在排尿末期,尿道海绵体肌肉收缩,将残留于尿道的尿液排出体外。此外,在排尿时,腹肌和膈肌的强力收缩产生的较高腹内压,协助克服排尿的阻力。

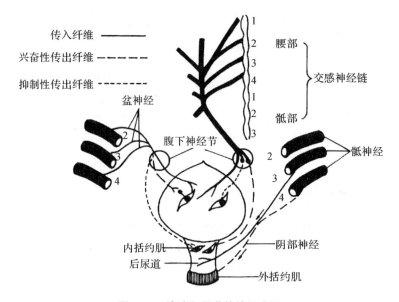

图 1-20　膀胱和尿道的神经支配

　　若当时环境不适宜排尿,高级排尿反射中枢发出抑制性冲动,使初级排尿反射中枢活动减弱,腹下神经和阴部神经传出冲动增多,抑制排尿。故在一定范围内,排尿可受意识控制。在膀胱充盈、内压升高期间,通过膀胱-肾反射可使肾生成尿液减少,以避免膀胱的负担进一步加重。

　　大脑皮层的高级排尿中枢对骶髓初级排尿中枢既有兴奋又有抑制作用,以抑制作用占优势。小儿因大脑皮层尚未发育完善,对初级排尿反射中枢的控制能力较弱,故排尿次数多,且易发生夜间遗尿现象。

　　排尿或贮尿环节发生障碍,均可出现排尿异常,临床上常见的有尿频、尿潴留和尿失禁。尿频指排放次数过多,但排尿量不增,常常是由于膀胱炎症或机械性刺激(如膀胱结石)而引起的。尿潴留指膀胱中尿液充盈过多而不能排出,尿潴留多半是由于腰骶部脊髓损伤使排尿反射初级中枢的活动发生障碍所致,另外尿流受阻(如结石、前列腺肿大等)、精神因素也能造成尿潴留。如发生脊髓横断伤,排尿的初级反射中枢与大脑皮层失去联系,排尿反射失去意识控制,则出现尿失禁。

七、肾功能衰竭

当各种病因造成肾脏功能严重障碍,引起体内代谢产物蓄积,水、电解质和酸碱平衡紊乱,以及肾脏内分泌功能障碍的综合征,称为肾功能衰竭(renal failure)。根据其发病的急缓以及病程的长短,分为急性和慢性两种。

(一)急性肾功能衰竭

1.急性肾功能衰竭的概念　急性肾功能衰竭(ARF)是各种原因引起肾脏泌尿功能急剧降低,导致代谢产物在体内迅速积聚,出现水、电解质代谢紊乱和酸碱平衡失调,并由此发生机体内环境严重紊乱的病理过程。ARF病情凶险,是临床上较为常见的一种危重病症,但若及时诊治,预后较好。

2.急性肾功能衰竭的原因　引起ARF的原因有很多,归纳起来有肾前性、肾性和肾后性三大类因素。

(1)肾前性因素　各种原因引起的肾血液灌流量急剧减少所致的ARF,称肾前性ARF。急性循环衰竭如休克是引起肾前性ARF最主要的因素,故凡是引起休克的病因都有可能导致ARF。

(2)肾性因素　各种原因引起的肾实质病变而导致的ARF,称肾性ARF。常见因素有:①肾脏疾病(如急性肾小球肾炎、急性肾盂肾炎、恶性高血压、肾动脉硬化及栓塞、肾移植排斥反应等);②休克引起的肾缺血;③由药物(如庆大霉素、卡那霉素和新霉素等)、有机溶剂(如四氯化碳、氯仿和甲醇等)、重金属(如汞、铋、砷、铅、锑等)、生物毒素(如蕈毒、生鱼胆、蛇毒、蜂毒等)、内源性肾毒性物质(如血红蛋白和肌红蛋白等)引起的急性肾中毒因素。

(3)肾后性因素　肾后性因素引起ARF较少见。主要继发于尿路结石、肿瘤、前列腺肥大、药物结晶、血凝块、水肿等原因造成尿路急性梗阻。由此发生的ARF则称为肾后性ARF。

总而言之,急性肾缺血和急性肾中毒是引起ARF的两个关键因素。急性肾缺血早期可表现为肾脏的血液灌流量急剧减少,导致肾小球滤过功能急剧降低,而肾小管功能尚属正常,肾无器质性病变,一旦肾血流量恢复,肾功能也迅速恢复,所以又称为功能性ARF。若持续性的肾缺血或引起肾急性中毒的毒物随肾小球滤液流经肾小管,就会引起急性肾小管坏死(acute tubular necrosis,ATN)。此时,肾功能衰竭即由功能性转为器质性。这两种ARF有着本质的区别,治疗上也截然不同。

3.急性肾功能衰竭的发病机制　不同原因引起的ARF,其发生机制也不尽相同。但肾小球有效率滤过率(GFR)降低已被认为是ARF发病机制的中心环节。GFR降低不仅与肾小球的功能有关,还与肾小管、肾血管功能障碍密切相关。主要的发病机制有如下三个方面。

(1)肾缺血　肾血流量减少是ARF初期的主要发病机制。肾血流量减少主要与下列因素有关。

①肾灌注压下降:当发生肾前性ARF时,全身血压常低于10.7kPa(80mmHg),肾血流因失去自身调节作用而明显减少,肾小球毛细血管血压下降,导致肾小球有效滤过压降低。当发生肾后性ARF时,由于尿路梗阻引起肾小球囊内压增加,当囊内压和血浆胶体渗透压

之和超过肾小球毛细血管血压时,肾小球有效滤过压也可降到零。

②肾血管收缩:休克、创伤或肾中毒可导致体内儿茶酚胺水平升高、肾内肾素-血管紧张素系统激活、前列腺素 E_2(prostaglandin E_2,PGE_2)和激肽等扩血管物质减少,从而引起肾血管收缩,特别是皮质肾单位的入球动脉收缩更为明显。入球动脉收缩可先于全身血管收缩,而且比较持久,当血压恢复后,入球动脉痉挛仍然维持,所以全身血压不能反映肾血流动力学的改变。入球动脉收缩的结果是肾小球灌注降低,使有效滤过压下降,引起少尿或无尿,以及相应肾单位的肾小管缺血。

③肾内弥散性血管凝血(disseminated intravascular coagulation,DIC):感染性休克、产后出血、严重烧伤等易引起 DIC,肾血管内发生 DIC,则微血栓可阻塞入球小动脉或肾小球毛细血管,使肾小球有效滤过率降低,引起 ARF。

④肾缺血-再灌注损伤:肾缺血、肾中毒时,引起肾组织细胞水肿,特别是毛细血管内皮细胞肿胀,导致管腔狭窄。当肾缺血一定时间后,再恢复血液灌注,会产生大量氧自由基,再次损伤肾组织细胞和血管内皮细胞,使管腔狭窄进一步加重甚至引起血管闭塞,出现无复流现象及组织细胞的直接受损,加重肾功能障碍。

(2)肾小管阻塞　肾缺血、肾中毒致肾小管上皮细胞坏死脱落,溶血性疾病产生的血红蛋白,挤压综合征肌损伤释放的肌红蛋白,其他如磺胺结晶、尿酸盐结晶等均可阻塞肾小管。从而使管腔内压增高,造成肾小球有效滤过压降低而发生少尿。

(3)肾小管原尿返漏　肾缺血、肾中毒导致肾小管上皮细胞广泛坏死脱落、基底膜断裂,使原尿经受损的部位进入肾间质,发生间质水肿。间质水肿压迫肾小管和管周毛细血管,从而加重肾小管阻塞和肾缺血,使 GFR 进一步降低,肾损害进一步加重,导致恶性循环。目前认为,ARF 患者即使恢复肾血流量,仍持续少尿,其机制与肾小管阻塞、原尿返漏和肾间质水肿有关。

综上所述,肾血管收缩使肾血流减少在 ARF 初期和功能性肾功能衰竭阶段起主导作用。当病因持续作用并造成肾小管损害时,肾小管阻塞、原尿返漏和肾间质水肿,则起重要作用。

4.急性肾功能衰竭的类型和功能代谢变化　急性肾功能衰竭根据患者尿量减少与否,分为少尿型和非少尿型两种。

(1)少尿型急性肾功能衰竭　一般分为少尿期、多尿期和恢复期三个发展过程。

①少尿期:在肾遭到严重损害后 1～2d 内出现少尿。此期一般持续 1～2 周。持续时间愈短,预后愈好。反之则预后较差。少尿期是 ARF 病情最危重的时期,主要机能和代谢变化为如下。

尿的变化:a.少尿、无尿:发病后尿量迅速减少而出现少尿(尿量<400mL/d)或无尿(尿量<100mL/d),少尿是肾血流减少、肾小管阻塞、肾小管原尿反流、肾间质水肿等因素综合作用所致;b.尿成分改变:ATN 少尿期与肾前性 ARF 少尿期的尿成分改变有本质上的差别,治疗措施也截然不同,ATN 少尿期尿钠升高是其主要临床特征之一,甘露醇利尿效果良好。临床上常以此作为对这两种性质不同的 ARF 进行鉴别(见表 1-3)。

表 1-3 两种急性肾功能衰竭的主要区别

尿指标	肾前性 ARF 少尿期（功能性肾衰）	ATN 少尿期（器质性肾衰）
尿相对密度	＞1.020	＜1.015
尿渗透压（mmol/L）	＞500	＜400
尿钠（mmol/L）	＜20	＞40
尿肌酐/血肌酐	＞40	＜20
尿钠排泄分数	＜1	＞2
尿常规	正常	坏死脱落的上皮细胞、红细胞和白细胞、各种管型、蛋白尿
主要治疗措施	补充血容量	严格控制补液量，量出而入

氮质血症：血中尿素、肌酐、尿酸等非蛋白含氮物质必须通过肾脏才能排出体外；当肾功能衰竭时，由于 GFR 下降，使其在血中含量显著增高，称为氮质血症。一般认为，血尿素氮和血肌酐升高，是诊断 ARF 的可靠依据。

水中毒：此期由于肾排水减少；体内分解代谢加强，以致内生水增多；或因同时补液稍多等原因导致水中毒。可出现稀释性低钠血症，大量水分进入细胞内，严重者可引起急性肺水肿、脑水肿和心力衰竭。因此对少尿期患者应严格观察和记录液体出入量，控制补液速度和补液量，防止水中毒的发生。

高钾血症：高钾血症是 ARF 少尿期最严重的并发症，常为致死的最主要原因。引起高钾血症的主要因素：a.少尿、无尿使钾排出减少；b.组织分解代谢增强，细胞内钾大量释放至细胞外；c.酸中毒使细胞内钾向细胞外转移。高钾血症可引起心肌中毒、心律失常、严重时导致心室颤动或心脏停搏而死亡。

代谢性酸中毒：因体内分解代谢加强、GFR 降低以及肾小管排酸保碱功能障碍，使酸性代谢产物如硫酸盐、磷酸盐、有机酸等固定酸在体内蓄积，引起代谢性酸中毒。酸中毒可抑制心血管系统和中枢神经系统的功能，促进高钾血症的发生概率，使病情更为严重。

②多尿期：当尿量逐渐增加并超过 400mL/d 时，标志着患者已进入多尿期。多尿期尿量明显增多，可达 3～5L/d 或更多。多尿的发生机制是：a.肾血流量和肾小球滤过功能逐渐恢复；b.损伤的肾小管上皮虽已开始再生修复，但其浓缩功能仍然低下，小管液不能充分浓缩；c.少尿期潴留在血中的尿素等代谢产物从肾小球大量滤出，引起渗透性利尿；d.肾小管阻塞解除，肾间质水肿消退。

③恢复期：多尿期后，患者进入恢复期。此期肾功能已显著改善，尿量逐渐恢复正常，血尿素氮和血肌酐也接近正常水平。但肾功能恢复到正常水平约需 3 个月至 1 年，甚至更长时间。一般而言，少尿期越长，肾功能恢复需要的时间也越长。少数患者因治疗不当或病情迁延可发展为慢性肾功能衰竭。

（2）非少尿型急性肾功能衰竭 少数 ARF 患者，发病初期尿量减少不明显（每天尿量 400～1000mL），也无明显的多尿期，但却存在氮质血症和内环境紊乱，称为非少尿型 ARF。非少尿型 ARF 病理损害较轻，GFR 下降程度不严重，肾小管部分功能还存在，但尿浓缩功能障碍，所以尿量较多，尿钠含量较低，尿相对密度也较低，尿沉渣检查细胞和管型较少。近年来这类患者有增多趋势。其原因是：医疗条件的改善和医疗水平的提高；自我保护意识的加强；肾毒性抗生素的广泛应用等。非少尿型 ARF 临床症状较轻，病程相对较短，预后较好。但若不及时治疗或治疗不当，可转变为少尿型 ARF，使病情恶化，预后更差。

(二)慢性肾功能衰竭

1. 慢性肾功能衰竭的概念　　慢性肾功能衰竭(CRF)是指各种病因作用于肾脏，使肾单位发生进行性破坏，以致有功能的肾单位日益减少，不能充分排出代谢废物和维持内环境恒定，导致代谢产物在体内积聚，水、电解质及酸碱平衡紊乱，肾内分泌功能障碍等一系列临床综合征。CRF 是一种常见的临床综合征，病程迁延并呈渐进性发展，最后可导致尿毒症。近年来，由于透析疗法的广泛应用和肾移植的开展，明显延长患者的生命。

2. 慢性肾功能衰竭的病因　　凡能引起肾脏实质进行性破坏的疾病，均可引起 CRF。常见的有以下几类：

(1)肾脏疾病　　慢性肾小球肾炎、慢性肾盂肾炎、肾结核、肾肿瘤、多囊肾、全身性红斑狼疮等疾病均可引起 CRF。其中以慢性肾小球肾炎最为常见，占 CRF 的 $50\% \sim 60\%$。

(2)肾血管疾病　　如高血压性肾小动脉硬化、结节性动脉周围炎、糖尿病性肾小动脉硬化症等。

(3)尿路慢性梗阻　　如尿路结石、前列腺肥大、肿瘤、尿道狭窄等。

上述肾脏疾病的早期都有各自的病理变化和临床特征。但到了晚期，由于肾单位广泛破坏，具有功能活动的肾单位不断减少，出现大致相同的临床表现，即由个性化到共性化。这说明它们有共同的发病机制。因此，CRF 是各种慢性肾脏疾病或病变的共同结局。

3. 慢性肾功能衰竭的发病机制　　慢性肾功能衰竭的病程是进行性加重的，其发生机制十分复杂，至今尚未完全明了。目前有以下几个学说，综合在一起，可从总体上来认识 CRF 的发病机制。

(1)健存肾单位学说　　有关 CRF 的发病机制，一般采用健存肾单位学说。该学说认为，慢性肾脏疾病导致肾单位进行性破坏，健存的肾单位则发生代偿性肥大，肾小球滤过功能和肾小管重吸收分泌功能也增强，以进行代偿。但随着病情的加重，健存的肾单位日趋减少，即使加倍工作也难以排出代谢废物、维持内环境的恒定，出现肾功能衰竭的临床表现。

(2)矫枉失衡学说　　矫枉失衡学说是指矫正过度而出现新的失衡。即指机体对肾小球滤过率降低的适应过程中发生新的失衡(见图 1-21)，这种新的失衡使机体进一步受到损害。

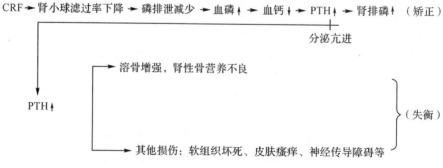

图 1-21　CRF 的矫枉失衡学说示意图

（3）肾小球过度滤过学说　该学说认为，发生 CRF 时，除了原发疾病的损伤外，健存肾单位负荷加重，出现代偿性的过度灌注和过度滤过；长期下去肾小球会发生纤维化和硬化，使健存肾单位进一步减少，因而促进肾功能衰竭。

（4）肾小管-肾间质损伤学说　该学说认为，健存肾单位在代偿过程中继续持续地引起肾小管-肾间质损害，促使病程进展。引起肾小管-肾间质持续损害的机制尚不清楚，可能与健存肾单位的肾小管（尤其是近端肾小管）出现代谢亢进、细胞内 Ca^{2+} 增加、氧自由基生成增多等因素有关。

4. 慢性肾功能衰竭发展过程　慢性肾功能衰竭的病程是进行性加重的，根据病变发展和肾功能损害程度（内生性肌酐清除率能较好反映肾脏功能），可将 CRF 分为以下四期。

（1）肾贮备功能降低期（代偿期）　此期肾单位减少 25％～50％，内生性肌酐清除率降至正常的 30％以上，临床上无症状。

（2）肾功能不全期　肾单位减少 50％～70％，内生性肌酐清除率降至正常的 25％～30％。出现夜尿和多尿，轻、中度氮质血症，并有乏力、轻度贫血和酸中毒等临床症状。

（3）肾功能衰竭期　肾单位减少 70％～90％，内生性肌酐清除率降至正常的 20％～25％，肾功能障碍较严重，多尿、夜尿明显；有较重的氮质血症、代谢性酸中毒、高磷、低钙血症、高氯及低钠血症，亦可有轻度的高钾血症；并出现严重贫血。

（4）尿毒症期　肾单位减少 90％以上，内生性肌酐清除率降至正常的 20％以下，出现全身性中毒症状，有明显的水、电解质和酸碱平衡紊乱，并出现继发性甲状旁腺功能亢进症，及各系统功能障碍。

5. 慢性肾功能衰竭的功能、代谢变化

（1）泌尿功能障碍

①尿量的变化

夜尿、多尿：CRF 患者早期突出的表现是夜尿、多尿（＞2000mL/d）。多尿的发生机制为，a. 原尿生成增多：健存的肾单位发生代偿性肥大，血流量增多，滤过的原尿量超过正常量。b. 肾小管重吸收不足：增多的原尿在通过肾小管时因其流速加快，导致肾小管重吸收减少。c. 渗透性利尿：在滤出的原尿中，由于溶质（尤其是尿素）浓度含量较高，引起渗透性利尿。d. 肾浓缩功能障碍：肾髓质病变以及肾小管重吸收功能障碍，影响髓质高渗梯度的形成，使肾浓缩功能障碍，出现多尿。

少尿、无尿：CRF 晚期，肾单位极度减少，尽管残存有功能的单个肾单位生成尿液仍多，但每日终尿总量还是少于 400mL，甚至少于 100mL。

②尿渗透压的变化：因测定方法简便，临床上常以尿液相对密度来判定尿渗透压的变化。正常人尿相对密度为 1.002～1.035。CRF 早期，肾浓缩功能减退而稀释功能正常，出现低相对密度尿或低渗尿（尿相对密度＜1.020）。CRF 晚期，肾浓缩和稀释功能均丧失，尿相对密度固定在 1.008～1.020，尿渗透压为 266～300mmol/L（正常为 360～1450mmol/L），因接近血浆晶体渗透压，故称为等渗尿。

③尿成分的变化：由于肾小球滤过膜和肾小管损伤，使蛋白滤出增多而重吸收减少，出现轻度至中度蛋白尿。当肾小球严重损伤时，尿中还可出现红细胞和白细胞。上述成分在肾小管内还可形成各种管型，随尿排出。

（2）体液内环境的改变

①氮质血症:肾功能衰竭时,由于 GFR 下降,含氮的代谢终产物如尿素、肌酐、尿酸等在体内蓄积,使血液非蛋白氮(nonprotein nitrogen,NPN)的含量增高(>28.6mmol/L,即>40mg/dL),称为氮质血症。氮质血症是反映肾功能衰竭发展的重要指标,其中最能反映肾小球滤过率变化的是血浆肌酐的浓度。尿素氮虽是体内主要的含氮代谢产物,但只有当肾小球滤过率降低到正常值 20％以下时,血浆尿素氮才明显增高,同时其还受外源性(蛋白质摄入量)与内源性(感染、肾上腺皮质激素的应用、胃肠出血等)尿素负荷的大小影响,故尿素氮不是反应肾功能的敏感指标。

②代谢性酸中毒:在 CRF 早期(肾小球滤过率尚未低于正常的 25％),代谢性酸中毒主要由肾小管上皮细胞分泌 H^+ 和产 NH_3 的能力下降或丧失引起。严重或晚期的肾功能衰竭患者(肾小球滤过率降低至正常水平的 20％以下),代谢性酸中毒是由于体内酸性代谢产物不能从尿中排泄,特别是硫酸、磷酸、有机酸等在体内积聚引起。

③水代谢障碍:CRF 晚期,肾对水的调节能力很差,不能适应水负荷的突然变化,易发生水代谢紊乱。在摄水不足或伴有呕吐等原因丢失水过多时,因肾对尿浓缩功能丧失,易引起脱水;当摄水过多时,因肾无稀释能力,又可导致水潴留和水肿。因此,对 CRF 晚期患者,应严密控制液体摄入量。

④电解质代谢紊乱

钾代谢障碍:CRF 患者,肾小球滤过率虽降低,但由于醛固酮分泌增加、肾小管上皮细胞 Na^+-K^+-ATP 酶的活性增强,使远端肾小管泌钾代偿性增多,故只要尿量不减少,血钾可长期维持正常水平。有些患者因进食甚少或伴有腹泻,则可出现严重的低钾血症。但当出现肾小球滤过率极度降低、肾小管泌钾功能障碍、组织分解加强、严重酸中毒时,可促使高钾血症的发生。不论高钾血症还是低钾血症均可影响神经肌肉和心脏功能,严重时可危及生命。

钠代谢障碍:CRF 时,可引起低钠血症。低钠血症的发生机制为,a.渗透性利尿,加重尿钠丢失。b.肾小管受抑制或受损,重吸收钠减少等。c.过多限制钠盐的摄入。故有人称 CRF 的肾为"失盐性肾",因此对 CRF 的患者可适当补充钠盐,以防低钠血症的发生。但 CRF 晚期患者,肾已丧失调节钠的能力,常因尿钠排出减少而致血钠增高,故补钠应慎重。

镁代谢障碍:CRF 患者的肾小球滤过率<30mL/min 时,镁排出就会减少而引起血镁升高。部分 CRF 患者因高血压采用硫酸镁治疗,如用量过大或时间过久则可引起高镁血症。

钙和磷代谢障碍:有 CRF 时可发生血磷升高,血钙降低。血磷升高的机制为,a.CRF 晚期,健存肾单位太少,虽有继发性甲状旁腺激素(parathyroid hormone,PTH)分泌增多,也不足以使磷充分排出,故血磷显著升高;b.PTH 的增多又加强溶骨活动,促使骨磷释放增多,从而形成恶性循环,导致血磷上升。血钙降低的机制为,a.血浆[Ca]×[P]为一常数,高血磷时,必然会导致血钙下降。b.血磷增高,磷从肠道排泄增多,并在肠内与食物中的钙结合成难溶解的磷酸钙排出,妨碍钙的吸收。c.肾实质破坏,1,25-$(OH)_2$-D_3 的生成减少,影响肠道对钙的吸收。d.体内某些毒性物质的潴留,可使小肠黏膜受损,影响钙的吸收。

（3）其他病理生理变化

①肾性骨营养不良:是指 CRF 时,由于钙磷和维生素 D_3 代谢障碍、继发性甲状旁腺功

能亢进、酸中毒等所引起的骨病。包括幼儿的肾性佝偻病、成人的纤维性骨炎、骨软化、骨质疏松和骨硬化等。其发病机制为(如图 1-21)，a.钙磷代谢障碍和继发性甲状旁腺功能亢进。b.维生素 D_3 代谢障碍(见前"钙磷代谢障碍"部分所述)。c.酸中毒：CRF 常伴有代谢性酸中毒，由于动员骨盐缓冲持续升高的 H^+，使骨盐溶解、骨质脱钙。

②肾性高血压：由肾脏疾病引起的高血压称为肾性高血压。引起肾性高血压的主要原因和发生机制为，a.水钠潴留：CRF 时，因肾排钠、排水功能降低，体内出现水钠潴留，引起血容量增加和心排血量增多，产生高血压，这种高血压称为钠依赖性高血压。对这类患者用低盐饮食和透析疗法除去体内过剩的细胞外液后，即能控制高血压。b.肾素-血管紧张素系统的活动增强：各种肾脏疾病引起肾血流量降低，激活了肾素-血管紧张素系统，使血管收缩，外周阻力增加，醛固酮分泌增多，导致水钠潴留，从而引起高血压，这种高血压称为肾素依赖性高血压。对这类患者给予血管紧张素转化酶抑制剂(如卡托普利)可使血压回降。c.肾分泌的抗高血压物质减少：肾髓质形成的抗高血压物质(PGA_2 和 PGE_2)具有排钠排水、舒张血管、降低交感神经活性的效应。它们与肾素-血管紧张素系统既相互对抗又维持着平衡。在 CRF 时，上述抗高血压物质产生减少，升压作用相对增强，引起高血压。

长期高血压可损害心脏，伴有肺瘀血和左心衰竭是晚期肾功能衰竭的常见现象，也是常见死因之一。

③肾性贫血：CRF 患者，97％都伴有贫血，且贫血程度往往与肾功能损害程度一致，这种贫血称为肾性贫血。其发生机制为，a.红细胞生成减少：是由于肾脏产生促红细胞生成素减少、潴留的毒性物质抑制骨髓造血功能、消化吸收不良使造血原料供给不足、铁的再利用障碍(贮存在单核吞噬细胞系统内的铁释放受阻)。b.红细胞破坏加速：是由于潴留的毒性物质使红细胞膜上 ATP 酶活性下降，钠泵失灵，以致红细胞内水钠潴留，红细胞脆性增加，易于破坏；此外，肾血管内常有纤维蛋白沉着，妨碍红细胞在血管内流动，使红细胞易受机械损伤而破裂。c.出血：CRF 患者常有出血倾向，出血加重贫血。出血是因为毒性物质的潴留使血小板功能受损，而非数量减少所致。主要表现为：(a)血小板第三因子释放受到抑制，使凝血酶原激活物生成减少；(b)血小板的黏附、聚集功能降低，使出血时间延长。

急性肾功能衰竭(少尿型)与慢性肾功能衰竭的区别见表 1-4。

表 1-4　急性肾功能衰竭(少尿型)与慢性肾功能衰竭的区别

	急性肾功能衰竭(少尿型)	慢性肾功能衰竭
原因	①肾前性：肾脏血液灌流量急剧减少(休克)，主要为功能性急性肾衰 ②肾性：急性肾缺血或肾中毒引起急性肾小管坏死，发生器质性急性肾衰 ③肾后性：各种原因引起的尿路阻塞	①肾实质的疾病：肾小球肾炎、肾盂肾炎等(为主要的原因) ②肾血管的疾病 ③尿路慢性能阻塞
病程	短，大多 1～3 个月，可分少尿期、多尿期、恢复期	长，数年甚至 10 多年，可分为代偿期、肾功能不全期、肾功能衰竭期、尿毒症期
病情	危险，少数转为慢性，损伤为可逆性	①个性症状→共性症状 ②隐匿渐进，急剧恶化 ③存在"自毁"过程 ④损伤不可逆性

续表

	急性肾功能衰竭(少尿型)	慢性肾功能衰竭
机能代谢变化	①泌尿功能障碍明显:少尿、无尿,水中毒,高钾血症,氮质血症,代谢性酸中毒等 ②内分泌功能障碍不明显	既有泌尿功能障碍所致的表现,又常伴有严重而广泛的内分泌功能障碍症状,如肾性高血压、肾性骨营养不良、肾性贫血等
GFR	单个肾单位 GFR↓,真实 GFR↓	真实 GFR↓,健存肾单位 GFR↑
X 线超声波检查	双侧肾肿大	双侧肾缩小
发病机制	GFR↓ ①肾血液灌流量减少 ②肾小管阻塞 ③原尿返漏	①健存肾单位学说 ②矫枉失衡学说 ③过度滤过学说 ④肾小管-间质学说

八、尿毒症

(一)尿毒症的概念

尿毒症是急、慢性肾功能衰竭发展的最严重阶段。由于肾单位大量破坏,使代谢产物和毒性物质在体内大量潴留,水、电解质、酸碱平衡紊乱以及某些内分泌功能失调,产生一系列自体中毒症状,称为尿毒症(uremia)。

(二)尿毒症毒素

近年来,已从尿毒症患者血中分离出 200 多种代谢产物或毒性物质,其中 100 多种含量比正常值高,或者为尿毒症所独有。临床试验和动物实验研究表明,尿毒症的发生主要与这些尿毒症毒素的蓄积有关,并且是多种毒性物质和代谢障碍等综合作用的结果。

1. 甲状旁腺激素(PTH)　PTH 是一种主要的尿毒症毒素。经观察,几乎所有尿毒症患者都有继发性甲状旁腺功能亢进、血 PTH 增多。尿毒症的许多症状、体征均与 PTH 含量密切有关。PTH 升高所致的尿毒症症状和体征主要包括:神经系统功能障碍,软组织钙化、坏死,肾性骨营养不良,皮肤瘙痒,胃酸分泌增多,氮质血症,高脂血症与贫血等。

2. 其他的尿毒症毒素　引起尿毒症发生的毒素除 PTH 外,还有胍类化合物(甲基胍和胍基琥珀酸等)、尿素、肌酐、尿酸、胺类(香族胺、脂肪族胺和多胺等)以及中分子毒性物质(分子量在 500~5000 的一类物质,包括正常代谢产物,细胞代谢紊乱产生的多肽,细菌或细胞碎裂产物等)。

(三)尿毒症时功能和代谢变化

尿毒症时,除了泌尿功能障碍引起水、电解质和酸碱平衡紊乱、氮质血症、贫血、出血、高血压等症状进一步加重外,还出现全身各系统的功能障碍和物质代谢紊乱。

1. 神经系统　神经系统症状是尿毒症患者主要的表现。有中枢神经系统功能障碍和周围神经病变两种形式。

(1)中枢神经系统功能障碍　早期患者表现为疲乏、淡漠、头痛、不安、注意力不集中,记忆力减退、失眠等中枢抑制症状;严重者可出现烦躁不安、惊厥、精神错乱、嗜睡,最后出现昏迷,称为尿毒症性脑病。其发生与血中毒性物质的蓄积、能量代谢障碍、Na^+-K^+-ATP 酶活性降低和脑循环障碍有关。病理形态变化为脑水肿、点状出血、神经细胞变性等。

（2）周围神经病变　表现为下肢远端发麻、刺痛、痛觉过敏，运动后消失，故患者应常活动下肢。严重者可出现深腱反射减弱或消失、运动障碍等。发病与胍基琥珀酸、PTH等增多对外周神经的损害有关。病理形态变化为神经脱髓鞘和轴索变化。

2. 心血管系统　心血管系统并发症是尿毒症患者的重要死亡原因之一。由于肾性高血压、水电解质和酸碱平衡紊乱、贫血、毒性物质等作用，引起充血性心力衰竭、心律失常和心肌损害，晚期可出现尿毒症性心包炎（纤维素性心包炎）。临床上可闻及心包摩擦音。自开展透析疗法以来，心包炎的预后已大大改善。

3. 呼吸系统　尿毒症患者常伴有酸中毒，使呼吸加深加快，严重时可抑制呼吸中枢，使患者出现潮式呼吸或库斯莫尔呼吸；且呼出的气体有氨味（尿臭味）。严重者可出现肺水肿、纤维素性胸膜炎或肺钙化等病变。肺水肿可能与心力衰竭、容量负荷过度、毒性物质使肺毛细血管通透性增高和低蛋白血症等有关。

4. 消化系统　消化系统症状是尿毒症患者最早、最突出的症状。表现为厌食、恶心、呕吐、腹泻、口腔黏膜溃疡、消化道出血等症状。其发生与尿毒症毒素引起的纤维素性（假膜性）胃肠炎及溃疡有关。

5. 其他系统

（1）内分泌紊乱　表现为 $1,25-(OH)_2-D_3$、促红细胞生成素、睾酮等分泌减少，催乳激素、黄体生成激素、胃泌素、醛固酮、胰高血糖素、甲状旁腺激素等分泌增加，并引起一系列相应的临床症状。

（2）免疫力低下　出现细胞免疫功能异常，故尿毒症患者极易并发感染，感染也是其主要死因之一。

（3）皮肤瘙痒　是尿毒症患者常见症状，可能与继发性甲状旁腺功能亢进使钙盐沉积在皮肤和神经末梢有关，并常有皮肤色素沉着、尿素霜和皮炎。

（4）代谢障碍　表现为糖耐量降低、高脂血症、负氮平衡和低蛋白血症等。

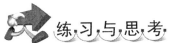

练·习·与·思·考

（一）单项选择题

1. 推动肾小球滤过的直接力量是　　　　　　　　　　　　　　　　　　　（　　）

　　A. 动脉血压　　　　　　　B. 入球小动脉血压　　　　C. 肾小球毛细血管血压

　　D. 血浆胶体渗透压　　　　E. 肾小囊内压

2. 滤过分数是指下列哪一项的比值　　　　　　　　　　　　　　　　　　（　　）

　　A. 肾血浆流量/肾血流量　　　　　　　B. 肾血流量/肾血浆流量

　　C. 肾小球滤过率/肾血流量　　　　　　D. 肾小球滤过率/肾血浆流量

　　E. 肾血流量/心排血量

3. 下列因素中，可使肾小球滤过率升高的是　　　　　　　　　　　　　　（　　）

　　A. 入球小动脉收缩　　　　　　　B. 肾小球毛细血管血流量增加

　　C. 肾小球毛细血管血压降低　　　D. 血浆胶体渗透压升高

E. 肾小囊内压增高

4. 静脉滴注大量生理盐水引起尿量增多主要是由于 （　　）

    A. 肾小球毛细血管压增高   B. 肾小囊内压下降

    C. 血浆胶体渗透压降低   D. 肾血浆流量增多

    E. 滤过膜通透性增大

5. 各段肾小管中，重吸收量居首位的是 （　　）

    A. 集合管   B. 远曲小管   C. 髓袢升支粗段

    D. 髓袢降支细段   E. 近球小管

6. 对肾小管和集合管分泌功能的说明，错误的是 （　　）

    A. 分泌 H^+ 有利于 Na^+ 和 HCO_3^- 重吸收   B. 分泌 NH_3 有利于排出 H^+

    C. 分泌 K^+ 有利于排出 H^+ D. 分泌 K^+ 有利于重吸收 Na^+

    E. 分泌 H^+ 有利于排出 NH_3

7. 交感神经兴奋时，尿量减少的主要原因是 （　　）

    A. 肾小球毛细血管血压下降   B. 肾小球滤过面积减少

    C. 滤过膜通透性降低   D. 血浆胶体渗透压升高

    E. 肾小囊内压升高

8. 由于胰岛素分泌过少所致的尿量增多属于 （　　）

    A. 渗透性利尿   B. 水利尿   C. 髓质渗透压降低产生利尿

    D. 影响尿素代谢产生的利尿效应   E. 尿崩症

9. 大量饮清水后尿量增多，主要由于 （　　）

    A. 渗透性利尿   B. 醛固酮分泌减少   C. 抗利尿激素分泌减少

    D. 血浆胶体渗透降低   E. 肾小球滤过增加

10. 下列选项中，引起急性功能性肾衰的关键因素是 （　　）

    A. 有效循环血量减少   B. 心排血量异常   C. 肾血液灌流不足

    D. 肾小球滤过面积减小   E. 肾小球滤过膜通透性大

11. 下列选项中，不是引起急性肾功能衰竭少尿的机制的是 （　　）

    A. 肾血管收缩   B. 肾灌注压下降   C. 肾小管阻塞

    D. 肾小球过度滤过   E. 肾小管原尿返漏

12. 下述有关慢性肾功能衰竭的描述，不正确的是 （　　）

    A. 常见于慢性肾脏疾病   B. 肾单位进行性破坏   C. 氮质血症进行性加重

    D. 水、电解质酸碱紊乱   E. 无内分泌功能紊乱

13. 慢性肾功能衰竭早期发生代谢性酸中毒主要机制是 （　　）

    A. 酸性代谢产物从尿排出↓   B. 肾小管泌 H^+ ↓产氨↓

    C. 肾小管重吸收 HCO_3^- ↓   D. 高钾血症影响

    E. 乳酸生成↑

14. 产生肾素依赖性高血压的主要机制是 （　　）

    A. 水钠潴留   B. 外周阻力增加   C. 心排血量增加

    D. 血液黏度增加   E. 扩血管物质减少

15.尿毒症时最早、最突出症状是 （　　）

    A.尿毒症脑病　　B.消化系统症状　C.心律失常　　　D.尿毒症肺炎　E.皮肤瘙痒

(二)填空题

16.尿生成的三个基本环节是_____、_____、_____。

17.安静时肾脏的血流量较大,利于尿的生成。失血性休克时,交感神经兴奋和儿茶酚胺增加,肾血管_____,肾小球毛细血管血压_____,尿生成_____。

(三)名词解释

18.肾小球滤过率

19.滤过分数

20.肾糖阈

21.渗透性利尿

22.肾性贫血

(四)简答题

23.试分析肾小球滤过作用的影响因素。

24.简述 ADH、醛固酮的生理作用及其分泌释放的调节因素。

25.简述功能性肾衰和器质性肾衰的主要区别。

(五)案例分析题

26.患者,男性,40 岁,有慢性肾炎史 10 年。近来出现全身水肿,尿量减少,恶心,呕吐,嗜睡。检查时可听到心包摩擦音,血压 220/140mmHg,血钾 7mmol/L,血肌酐 1000μmol/L。该患者目前诊断为何疾病? 依据是什么?

(况　炜)

第三节　泌尿系统疾病用药药理

学习目标

1.掌握呋塞米、噻嗪类和螺内酯的作用及应用。

2.熟悉理解各类利尿药的作用机制、不良反应及相应的用药护理。

3.了解脱水药的作用机制及其应用,前列腺增生用药。

4.能区分对不同效能的利尿药并进行药物不良反应监护。

DAORU QINGJING

导入情景

    患者,男,56 岁,因"反复血尿 3 年,浮肿少尿 20 余天"入院。体检:BP 160/96mmHg,HR 104次/分,尿常规:血尿(＋＋),蛋白尿(＋＋)。肾功能:Cr(血肌酐)256μmol/L(正常值 88.4～176μmol/L），尿素氮 13.4mmol/L（正常值 3.2～7.1mmol/L）。体检：双下肢浮肿，腹水（＋＋）。治疗：螺内酯，口服每次 20mg，3 次/d；氯化钾片，口服每次 500mg，3 次/d。

若你是当班护士，请分析：

1．此联合用药方法是否合理？为什么？

2．在药物治疗过程中应做好哪些用药护理措施？

一、利尿药

利尿药（diuretics）是一类能抑制肾小管不同节段对水、钠等离子的再吸收，影响尿液生成过程，促进电解质和水的排出，从而增加尿量的药物。临床主要用于治疗各种原因引起的水肿、心功能不全、高血压、高血钙症及促进毒物排泄等。常用利尿药按其作用效能分为：①高效利尿药：如呋塞米、托拉塞米、依他尼酸等；②中效利尿药：如噻嗪类、氯噻酮等；③低效利尿药：螺内酯、阿米洛利、氨苯喋啶等。

（一）利尿药的作用基础

尿液的生成包括肾小球的滤过、肾小管和集合管的重吸收及分泌过程。利尿药主要通过影响肾单位的不同部位而产生利尿作用（见图 1-22）。

1．肾小球 正常人肾小球滤过液（原尿）约 180L/d，但每日尿量（终尿）仅为 1～2L，约 99% 的原尿被肾小管重吸收。因此单纯增加肾小球滤过率的药物如氨茶碱等，利尿作用很弱。

2．肾小管

（1）近曲小管 原尿中近 85% 的 $NaHCO_3$、40% 的 NaCl 以及葡萄糖、氨基酸和其他所有可滤过的有机溶质，通过近曲小管特定的转运系统被重吸收，60% 的水被动重吸收以维持近曲小管液体渗透压的稳定。目前应用的利尿药只有碳酸酶抑制剂乙酰唑胺主要在近曲小管中起作用。

（2）髓袢升支粗段髓质部和皮质部 原尿中约 35% 的 Na^+ 在此段被重吸收，对 NaCl 的重吸收依赖于管腔膜上 Na^+-K^+-$2Cl^-$ 同向转运载体，管腔液中的 Na^+ 因浓度差向细胞内扩散，同时伴有 2 个 Cl^- 和一个 K^+ 由载体转运到细胞内，进入细胞内的 Na^+ 由基侧膜上的钠泵主动转运至细胞间质，Cl^- 通过细胞旁路进入组织液，K^+ 则沿管腔膜侧的钾通道进入小管腔内，形成 K^+ 的再循环，造成管腔内正电位，驱动 Mg^{2+}、Ca^{2+} 重吸收。高效利尿药如呋塞米等选择性阻断该转运体，因而有髓袢利尿药之称。髓袢升支粗段对水不通透，不仅稀释了管腔液，而且重吸收的 Na^+ 与尿素一起维持此段髓质的高渗，当尿液流经集合管时，在抗利尿激素的调节下，大量的水被再吸收，使尿液浓缩。高效利尿药抑制该段 NaCl 的重吸收，一方面降低了肾的稀释功能，另一方面由于髓质的高渗无法维持而降低了肾的浓缩功能，排出大量近等渗的尿液，产生强大的利尿作用（见图 1-22）。

（3）远曲小管与集合管 滤液中的 10% 的 NaCl 在远曲小管被重吸收，近端远曲小管主要通过 Na^+-Cl^- 共同转运体。中效利尿药噻嗪类等通过阻断 Na^+-K^+-$2Cl^-$ 同向转运载体而产生利尿作用（见图 1-22）。集合管重吸收原尿中 2%～5% 的 NaCl，远曲小管和集合管还可通过 K^+-Na^+ 交换、H^+-Na^+ 交换的方式重吸收 Na^+，K^+-Na^+ 交换过程受醛固酮调节。

低效利尿药螺内酯、氨苯喋啶等作用此段,抑制 Na^+ 的重吸收和 K^+ 的排泄(其中螺内酯是通过拮抗醛固酮作用,间接抑制 Na^+-K^+ 交换),产生较弱的利尿作用(见图 1-22),同时使血 K^+ 升高,故有留钾利尿药之称。

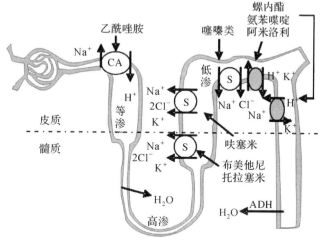

CA:碳酸酐酶；　S:同向转运载体

图 1-22　利尿药作用部位及机制示意图

(二)常用利尿药

1.强效利尿剂(袢利尿剂)　该类药物利尿作用快速而强大,即使肾小球滤过率 $<10mL/min$,其他利尿药难以奏效的情况下,仍能产生利尿作用。常用药物有呋塞米、布美他尼、托拉塞米、依他尼酸、阿佐塞米和吡咯他尼等。

呋塞米(furosemide)

【体内过程】　呋塞米为袢利尿药的代表药。口服 1h 血药浓度达高峰,持续 6~8h。静脉注射(以下简称静注)5~10min 起效,30min 达高峰,维持 4~6h,生物利用度 50%~70%,药物大部分以原形经近曲小管阴离子转运系统分泌,并随尿排出,正常人的血浆消除 $t_{1/2}$ 约为 1h。

【作用】

(1)利尿　可与髓袢升支粗段髓质部和皮质部 Na^+-K^+-$2Cl^-$ 共同转运体结合,抑制 NaCl 的重吸收,从而使肾脏对尿液的稀释和浓缩功能降低,产生强大的利尿作用。用药后起效快(口服后 30min 起效),排出大量接近等渗的尿液。长期应用可引起低血氯性碱中毒,也抑制 K^+、Mg^+、Ca^{2+} 的再吸收,尿中 Na^+、Cl^-、K^+、Ca^{2+}、Mg^{2+}、HCO_3^- 等排出增多。

(2)扩张血管　首先,可扩张肾血管,增加肾血流量,这是预防急性肾功能衰竭的理论基础;其次,还可扩张小静脉,减轻心脏负荷,减轻肺水肿。其机制可能是抑制前列腺素分解酶的活性,使 PGE_2 含量升高,从而产生扩血管作用。

【应用】

(1)严重水肿　适用于心、肝、肾性水肿的治疗,一般不作首选。多用于其他利尿药无效的各种顽固性水肿。

（2）急性肺水肿和脑水肿　通过利尿和扩张血管，减少血容量和细胞外液进而减少回心血量，减轻心脏负担，是急性肺水肿的首选药。且通过利尿作用，使脑组织脱水，降低颅内压。

（3）预防急性肾功能衰竭　早期使用对急性肾功能衰竭有预防作用。通过增加肾血流量及其具有的强大的利尿作用，可促进有害物质的排泄、减轻肾小管肿胀及减轻细胞水肿。

（4）加速毒物排泄　配合输液，利用其强大的利尿作用，加速毒物排泄，如巴比妥类、水杨酸类等药物中毒的解救。

（5）其他　高钾血症、高钙血症、心功能不全及高血压危象的辅助治疗。

【不良反应及用药护理】

（1）水和电解质紊乱　表现为低血容量、低血钾、低血钠、低血镁、低氯性碱中毒等。以低血钾最为常见，长期使用应补钾。用药期间应注意监测体重、液体出入量及电解质，防止发生水、电解质紊乱。肝病患者应用利尿药要注意观察神志、监测血钾，避免肝昏迷的发生。

（2）耳毒性　表现为耳鸣、眩晕或暂时性耳聋。依他尼酸的耳毒性比呋塞米大，更易引起永久性耳聋，应避免与氨基苷类抗生素合用。

（3）其他　①胃肠道反应：常见恶心、呕吐、上腹不适、腹泻，可致胃及十二指肠溃疡；②由于呋塞米与尿酸均从近曲小管阴离子转运系统分泌排泄，长期应用因影响尿酸的排泄可引起高尿酸血症；③偶见粒细胞减少等。

托拉塞米（torasemide）

托拉塞米为新型高效髓袢利尿剂，其化学结构、作用机制与呋塞米相似，因其除利尿作用外，还兼有抑制 AngⅡ的缩血管、促生长作用及抑制醛固酮分泌作用。与呋塞米比较具有以下优点：①利尿作用强（排钠利尿活性是呋塞米的 8 倍）；②作用维持时间长；③尿钾、钙排出作用弱于呋塞米；④降低心力衰竭患者死亡率。适用于高血压、慢性肾衰竭及心力衰竭等所致的水肿，具有较好的应用前景。

其他袢利尿剂

布美他尼作用强而持久，利尿作用强度为呋塞米的 40～60 倍。依他尼酸的利尿作用弱于呋塞米，不良反应较严重，耳毒性发生率高于其他袢利尿剂。阿佐塞米和吡咯他尼的作用机制、临床应用和不良反应等均与呋塞米相似。

2. 中效利尿药　包括噻嗪类和类噻嗪类，其中噻嗪类利尿药是临床上广泛应用的口服中效利尿药。此类药物基本结构相同，在肾小管的作用部位和作用机制相同，利尿效能基本一致，只是起效快慢、维持时间、所需的剂量各不相同。效价从弱到强依次为：氢氯噻嗪＜氢氟噻嗪＜苄氟噻嗪＜环戊噻嗪。其他类似噻嗪类的利尿药有吲哒帕胺、氯噻酮、喹乙宗、美托拉宗等。

氢氯噻嗪（hydrochlorothiazide）

氢氯噻嗪为噻嗪类利尿药的代表药，是目前临床应用最广泛的中效利尿药。

【体内过程】　口服吸收迅速而完全，口服后 1～2h 起效，4～6h 血药浓度达高峰。以有机酸的形式从肾小管分泌,自尿排出,因而与尿酸的分泌产生竞争,使尿酸的分泌速率降低。

【作用】

(1)利尿:作用温和而持久。其机制是抑制远曲小管近端的 Na^+-Cl^- 共同转运载体,减少 Na^+、Cl^- 的重吸收,影响肾脏的稀释功能而产生利尿作用。对尿液的浓缩过程没有影响,故利尿效能中等。由于转运至远曲小管的 Na^+ 增加,促进了 Na^+-K^+ 交换,K^+ 的排出也增加,长期服用可引起低血钾。用药后可增加尿中 Na^+、K^+、Cl^-、HCO_3^-、Mg^{2+} 等排出。

(2)降压:用药初期通过利尿作用减少血容量而降压,后期因排钠较多,降低血管平滑肌对儿茶酚胺等加压物质的敏感性而使血压下降。

(3)抗利尿:能明显减少尿崩症患者尿量,口渴症状减轻。

【应用】

(1)轻、中度水肿:是治疗各类轻、中度心、肝、肾性水肿的首选药。对肾性水肿的疗效与肾功能有关,肾功能不良者疗效差;对肝性水肿与螺内酯合用疗效增加,可避免血钾过低诱发肝昏迷。但由于该药可抑制碳酸酐酶,减少 H^+ 分泌,使 NH_3 排出减少,血氨升高,有加重肝昏迷的危险,应慎用。

(2)高血压:作为一线抗高血压药单独或与其他药联合应用治疗各型高血压。

(3)尿崩症:用于肾性尿崩症和加压素无效的垂体性尿崩症。轻症效果好,重症疗效差。

【不良反应及用药护理】

(1)水、电解质紊乱:长期用药可引起低血钾、低血镁、低氯性碱中毒及低血钠症。其中低血钾症较多见,用药期间应注意电解质平衡,尤应注意监测血钾水平,及时补钾,加服留钾利尿药有一定的预防作用。低血镁常与低血钾共存,在心、肝、肾疾病患者服药期同时采用低钠饮食或大量饮水易产生低血钠症。

(2)代谢异常:①血糖升高与剂量有关,一般在用药 2~3 个月后出现,停药后能自行恢复,糖尿病患者应慎用;②高脂血症患者不宜使用;③高尿酸血症(痛风)患者慎用;④肾功能减退患者的血尿素氮升高,故肾功能不全者禁用。

(3)变态反应:偶有过敏性皮疹、皮炎、粒细胞减少、血小板减少、溶血性贫血等过敏反应。

吲哒帕胺(indapamide)

【作用与应用】　吲哒帕胺为非噻嗪类氯磺酰衍生物,其化学结构与噻嗪类利尿药相似,具有利尿和钙拮抗作用。但利尿作用较弱,扩血管作用明显,可直接扩张小动脉,降低外周阻力,降压作用强而持久,是一种新型的强效、长效降压药。

适用于轻、中度高血压,单独服用,降压效果比较显著,伴有水肿者更为适宜。长期服用能减轻或逆转左室肥厚。

【不良反应】　少而轻微,偶见腹泻头痛恶心、失眠、直立性低血压、皮疹瘙痒等过敏反应、低血钠低血钾等。禁用于磺胺过敏者、严重的肾功能不全、肝性脑病、低钾血症。

【用药护理】

(1)应于每日早晨给药 1 次,以免夜间起床排尿。

(2)在治疗开始之前必须测定血钠含量,并注意血钾、血钙、血糖和尿酸的变化。

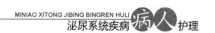

（3）老年患者对降压作用与电解质改变较敏感，使用本品时更需注意监测。

3. 低效利尿药　作用于远曲小管远端和集合管细胞，轻度抑制 Na^+ 的再吸收，减少 K^+ 的分泌，具有保钾排钠作用，利尿作用弱，单用效果差，常与其他利尿药合用，可增加利尿效果，减少不良反应。

螺内酯（spironolactone）

【作用与应用】　螺内酯是人工合成的醛固酮竞争性拮抗药。本品及其活性代谢物的结构均与醛固酮相似，两者与醛固酮竞争性地和远曲小管、集合管上的醛固酮受体结合，拮抗醛固酮的排钾保钠作用，促进 Na^+ 和水的排出。其作用特点为：①利尿作用弱，起效慢，维持时间长。口服后 1d 起效，2～3d 达高峰，停药后作用可持续 2～3d。②作用的发挥依赖于体内醛固酮的存在，对伴有醛固酮升高的顽固性水肿，如肝硬化腹水，利尿作用较明显。主要用于醛固酮增多的顽固性水肿，因利尿作用弱，较少单用，常与噻嗪类利尿药合用，也用于原发性醛固酮增多症。

【不良反应】　较少，久用可致高血钾，常表现为嗜睡、极度疲乏、心率减慢及心律失常。肾功能不全者、血钾过高者禁用。还有性激素样副作用，如男性乳房发育、女性多毛、月经不调等，停药后可消失。少数患者可出现消化道反应以及头痛、困倦、精神错乱等。

【用药护理】

（1）本药有保钾作用，应用过程中且不可盲目使用氯化钾，且应少食含钾丰富的食物。长期应用此药的患者应注意观察高血钾的临床表现。

（2）告诫患者该药利尿作用在服药后 1d 才起效，2～4d 达高峰，停药后作用仍持续 2～3d。性功能紊乱、性激素样作用以及性功能障碍的患者，要向其说明药物的副作用，停药后可自行消失，以减少患者焦虑。

（3）应于进食或餐后服药，以减少胃肠道反应，并可能提高本药的生物利用度。药片可压碎服用。叮嘱服药期间有嗜睡症状的患者避免驾车、高空作业或操作有危险的机器。

氨苯蝶啶(triamterene)与 阿米洛利(amiloride)

【作用与应用】

两药均作用于远曲小管远端和集合管，通过阻滞管腔膜上的钠通道，减少 Na^+ 的重吸收，同时抑制 K^+ 的分泌，从而产生排钠保钾利尿作用。阿米洛利利尿作用强于氨苯蝶啶和螺内酯。口服 2h 起效，氨苯蝶啶作用维持 12～18h，阿米洛利作用维持 22～24h。临床治疗各类水肿，单用疗效较差，常与排钾利尿药合用。

【不良反应及用药护理】　较少，两药久用可致高血钾，肾功能不全、糖尿病患者以及老年人较易发生。偶见嗜睡以及恶心、呕吐、腹泻等消化道症状。氨苯蝶啶抑制二氢叶酸还原酶，可引起叶酸缺乏。有高血钾倾向者禁用。在应用氨苯蝶啶与阿米洛利期间，尿液可呈淡蓝色荧光尿。无尿、肾功能损害、糖尿病、酸中毒和低血钠者慎用。

（三）用药护理小结

1. 用药前沟通

（1）了解病史及用药史　询问患者有无心、肝、肾及呼吸系统等疾病，有无妊娠、痛风、糖尿病、高血脂等；有无药物过敏史，有无正在注射氨基苷类抗生素。

（2）相关用药知识教育　帮助患者了解不同类型的利尿药可能引起的不良反应；需要长期在家服用利尿药的患者需学会观察和记录尿量、水肿的消退程度及体重的变化，讲述利尿药的有关知识。

2. 用药后护理

（1）给药方法

①呋塞米：紧急情况或不能口服者，可静注，肠道外用药宜静脉给药。静注宜用氯化钠注射液稀释，不宜用葡萄糖注射液稀释。常规剂量静注时间应超过 $1\sim2\text{min}$，大剂量静注不超过 4mg/min，静注速度不宜过快。少尿或无尿患者应用最大剂量后 24h 仍无效时应停药。

②氢氯噻嗪：脂溶性高，口服吸收迅速但不完全，进食能增加吸收量。从最小有效剂量开始使用，最好在早晨或上午用药，以免用药后夜间多尿而影响患者休息。开始服用利尿药时，每日需严格记录液体出入量和体重。

③螺内酯、氨苯蝶啶与阿米洛利：给药应个体化，从最小有效剂量开始使用，如每日服药一次，应于早晨服药，且首日剂量可增加至常规剂量的 $2\sim3$ 倍，以后酌情调整剂量。与其他利尿药合用时，可先于其他利尿药 $2\sim3\text{d}$ 服用。如已应用其他利尿药再加用本药时，其他利尿药剂量在最初 $2\sim3\text{d}$ 可减量 50%，以后酌情调整剂量。停药时，本药应先于其他利尿药 $2\sim3\text{d}$ 停药。

（2）药效观察　查液体出入量是否平衡；患者睡眠是否正常，是否可以保持良好的精神面貌和自我形象；有无水、电解质紊乱等严重的不良反应发生。

（3）主要护理措施

①电解质紊乱：有无电解质紊乱如低钾、低钠、低氯、低钙、低镁，电解质紊乱是利尿剂的常见副作用，在大剂量、长疗程、应用祥利尿剂的情况下尤其容易发生，且低钾和低钠血症最常见。低钾血症可引起乏力、心律失常、肠蠕动紊乱（甚至肠麻痹）；低钠血症引起倦怠、嗜睡、烦躁甚至昏迷；低钙血症可引起心律失常、肌肉痉挛、抽搐等；低镁血症可引起心律失常。通过下列方法可避免或减少利尿剂引起的低钾血症：a. 补充电解质：口服或静脉补钾是最常采用的方法；b. 与保钾利尿剂合用；c. 鼓励患者多食富钾食物，如香蕉、苹果、橘子、鱼肉等。低效利尿药类药物久用可致高血钾，对肾功能不良的患者尤易发生，常表现为疲乏、心率减慢和心律失常，肾功能不全者、血钾过高者禁用。

②体液容量不足：应用祥利尿剂宜从小剂量开始，嘱咐患者及其家属准确测量、记录液体出入量。

③感知功能改变：应避免与氨基苷类抗生素等有耳毒性的药物合用；关节痛、眼痛怕光与中效能利尿药导致痛风症有关，应注意监测患者尿酸水平。

3. 用药护理评价　水肿或高血压等疾病是否得到控制，是否可以保持良好的精神面貌和自我形象；液体出入量、电解质是否平衡，血糖和尿酸是否正常，有无严重不良反应发生；患者对所用药物的一般知识的知晓度是否提高，能否正确服药，坚持治疗。

二、脱水药

脱水药（dehydrant agents）又称渗透性利尿药，能提高血浆渗透压而使组织脱水。一般而言,脱水药应具备以下特点:①静注后不易透过毛细血管进入组织,迅速提高血浆渗透压。②易经肾小球滤过,但不易被肾小管重吸收,可在肾小管形成高渗透压而具有渗透利尿作用。③在体内不易被代谢。该类药物包括甘露醇、山梨醇、高渗葡萄糖、甘油果糖等。

甘露醇(mannitol)

甘露醇属于多醇糖,可溶于水,一般用 20% 的高渗水溶液静注或静滴,是临床上最常用的脱水药。

【作用】

1.脱水:静注不易从毛细血管渗入组织,能迅速提高血浆渗透压,使组织间液水分向血浆转移,产生组织脱水作用。静注后 20min,颅内压和眼内压显著下降,2～3h 作用达到高峰,持续 6～8h。

2.利尿:静注后产生的脱水作用使循环血量增加,提高肾小球滤过率。因其在肾小管内几乎不被吸收,使原尿渗透压升高,肾小管对水的重吸收减少。此外,该药还可间接抑制 Na^+-K^+-$2Cl^-$ 共同转运载体,使 Na^+、Cl^- 等重吸收减少而增加尿量。

【应用】

1.脑水肿和青光眼:甘露醇是治疗脑水肿、降低颅内压的首选药;也可用于青光眼急性发作和术前准备,以降低眼内压。

2.预防急性肾功能衰竭:通过脱水作用可减轻肾间质水肿,同时维持足够的尿量,使肾小管内有害物质得到稀释,防止肾小管萎缩坏死;还可改善肾血流,有利于急性肾功能衰竭少尿期的预防和治疗。

【不良反应】

静注太快可引起一过性头痛、眩晕、视力模糊及注射部位疼痛。老年肾血流量减少及低钠、脱水患者大剂量快速静滴时易出现渗透性肾病。因甘露醇可增加循环血容量而加重心脏负荷,所以慢性心功能不全和尿闭者禁用,活动性颅内出血者也禁用。

【用药护理】

1.注意患者血压、呼吸、脉搏的情况,预防由于循环血量增加而引起的急性肺水肿。在应用脱水药过程中,应密切观察患者的液体出入量,每小时测尿量,并做好记录。

2.甘露醇遇冷易结晶,故应用前应仔细检查,如有结晶,可置热水中或用力振荡待结晶完全溶解后再使用,不能与其他药物混合静滴。

3.静注切勿漏出血管外,否则可引起局部组织肿胀,严重时可致组织坏死,一旦外漏应及时给予热敷。当甘露醇浓度高于 15% 时,应使用有过滤功能的输液器。使用低浓度和含氯化钠溶液的甘露醇能减少过度脱水和电解质紊乱的发生。

4.根据病情选择合适的浓度,避免使用不必要的高浓度和大剂量。静脉注射或静脉滴注时,宜用大号针头,滴速为 5～10mL/min,滴速不宜过快,以免出现局部组织坏死。

5.若出现病态反应,立即停药,并给予对症处理。

山梨醇(sorbitol)

山梨醇是甘露醇的同分异构体,作用与临床应用同甘露醇,进入体内大部分在肝内转化为果糖,所以作用较弱。易溶于水,价廉,一般用其 25％的高渗液。不良反应及用药护理同甘露醇。

高渗葡萄糖(hypertonic glucose)

50％的高渗葡萄糖溶液也有脱水和渗透性利尿作用,但可部分地从血管弥散进入组织中并被代谢,所以作用弱且不持久。主要用于脑水肿和急性肺水肿,一般与甘露醇合用。

甘油果糖(glycerol and fructose)

【作用】

本药为含有甘油、果糖和氯化钠的高渗注射液,是安全而有效的渗透性脱水剂。大部分代谢为二氧化碳和水被排出。与甘露醇相比,具有以下优点:①起效较慢(注射后约 0.5h 颅内压才开始下降,约 2h 达作用高峰),维持时间较长(6～12h),且无"反跳现象"。②不增加肾脏负担,一般无肾脏损伤。③促进脑代谢,增强脑细胞活力,可为患者提供一定的能量,特别是对长期昏迷患者尤为适用。

【应用】

主要用于:①由于脑血管疾病、脑外伤、脑肿瘤、颅内炎症及其他原因引起的急慢性颅内压增高,脑水肿等症。②改善下列病的意识障碍、神经障碍和自觉症状,如脑梗死、脑内出血、蛛网膜下腔出血、头部外伤、脑脊髓膜炎等。③脑外科手术前缩小脑容积及术后用药等。

【不良反应及用药护理】

一般无不良反应,偶可出现瘙痒、皮疹、头痛、恶心、口渴和溶血现象。遗传性果糖耐受不良者、高钠血症、无尿和严重脱水者禁用。循环系统机能有严重障碍、尿崩症、糖尿病患者慎用。使用前必须认真检查,如发现容器渗漏,药液混浊变色切勿使用。本品含 0.9％的氯化钠,用药时须注意患者食盐摄入量。在零摄氏度以下会冻结,使用前,应先微温解冻,至接近体温时使用。其血红蛋白尿的发生率与滴速过快有关,故应严格控制静脉滴注速度。

三、前列腺增生用药

前列腺增生症(benign prostatic hyperplasia, BPH),亦称前列腺肥大(prostatic hyperplasia, PH),是老年男性的常见疾病。BPH 的药物治疗只能适当减轻或缓解症状,不能根治,原则上只适用于无强烈指征的患者,以免延误手术治疗。目前临床常用的前列腺增生药有以下几种。

(一)α₁ 受体阻断剂

α_1 受体阻断剂可使膀胱颈部、前列腺包膜和腺体内平滑肌松弛,尿道闭合压降低,尿道梗阻症状改善,尿流通畅。选择性 α_1 受体阻断剂疗效较为显著,常用药物有阿夫唑嗪、哌唑嗪、特拉唑嗪和坦索罗辛(长效)等。该类药物起效快,对症状较轻的患者有良好的疗效。但因该药物可致直立性低血压,故应从小剂量开始使用,逐渐增加剂量,以获得最大疗效;常见不良反应有头痛、头昏、乏力、口干、鼻塞、心悸等。

(二)5α 还原酶抑制剂与雄性激素抑制剂

常用抗雄激素药物有:非那雄胺(finasteride)和依立雄胺(epristeride)。该类药物与 5α

还原酶竞争性结合,并抑制其活性,阻止睾酮变为活力更强的雄激素二氢睾酮(刺激前列腺细胞增生的物质),使前列腺体缩小以减轻或消除机械梗阻因素。用药后可缩小前列腺体积,增加尿的流速,改善症状,但起效缓慢。常见性欲下降、阳痿等不良反应。

(三)植物类药物

植物类药物包括花粉类制剂与植物提取物两大类,代表药物分别是舍尼通和通尿灵。舍尼通具有抗性激素和抑制前列腺细胞增殖的作用,又称为前列泰。能有效地阻断双氢睾酮与前列腺雄激素受体的结合。副作用不明显,可长期服用,因不降低双氢睾酮水平,从而对性激素无影响的优点。

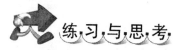 练·习·与·思·考·

(一)选择题

单项选择题

A1 型题

1. 排钠效能最高的利尿药是 （　　）

 A. 氢氯噻嗪　　B. 阿米洛利　　C. 呋塞米　　　D. 苄氟噻嗪　　E. 环戊噻嗪

2. 伴有糖尿病的水肿患者不宜选用下列哪种利尿药 （　　）

 A. 布美他尼　　B. 氢氯噻嗪　　C. 螺内酯　　　D. 乙酰唑胺　　E. 依他尼酸

3. 最易引起暂时性或永久性耳聋的利尿药是 （　　）

 A. 依他尼酸　　B. 布美他尼　　C. 呋塞米　　　D. 氢氯噻嗪　　E. 氟酞酮

4. 可加速毒物排泄的药物是 （　　）

 A. 氢氯噻嗪　　B. 呋塞米　　　C. 乙酰唑胺　　D. 氨苯蝶啶　　E. 阿米洛利

5. 治疗高尿钙症和钙结石可选用 （　　）

 A. 氢氯噻嗪　　B. 呋塞米　　　C. 乙酰唑胺　　D. 氨苯蝶啶　　E. 甘露醇

6. 常作为高血压治疗药物的利尿药是 （　　）

 A. 氢氯噻嗪　　B. 呋塞米　　　C. 乙酰唑胺　　D. 氨苯蝶啶　　E. 甘露醇

7. 治疗高血钙症可选用 （　　）

 A. 氢氯噻嗪　　B. 呋塞米　　　C. 氨苯蝶啶　　D. 乙酰唑胺　　E. 甘露醇

8. 治疗肺水肿的首选药物是 （　　）

 A. 氢氯噻嗪　　B. 呋塞米　　　C. 乙酰唑胺　　D. 氨苯蝶啶　　E. 甘露醇

9. 可引起高血钾的利尿药物是 （　　）

 A. 呋塞米　　　B. 氢氯噻嗪　　C. 环戊噻嗪　　D. 阿米洛利　　E. 乙酰唑胺

10. 具有对抗醛固酮作用而引起利尿作用的药物是 （　　）

 A. 呋塞米　　　B. 氢氯噻嗪　　C. 螺内酯　　　D. 氨苯蝶啶　　E. 乙酰唑胺

11. 可用于治疗尿崩症的利尿药是 （　　）

 A. 呋塞米　　　B. 氢氯噻嗪　　C. 螺内酯　　　D. 氨苯蝶啶　　E. 乙酰唑胺

12. 噻嗪类利尿药的利尿作用机制是 （　　）

  A. 增加肾小球滤过　　　　　B. 抑制近曲小管碳酸酐酶,减少 H^+-Na^+ 交换

C. 抑制远曲小管近端 Na^+-Cl^- 的共同转动

D. 抑制髓袢升支粗段髓质部 Na^+、Cl^- 的主动再吸收

E. 抑制远曲小管 K^+-Na^+ 交换

13. 呋塞米的利尿作用机制是　　　　　　　　　　　　　　　　　　　（　　）

A. 抑制 Na^+-K^+-$2Cl^-$ 共同转运系统　　B. 抑制 Na^+-Cl^- 转运系统

C. 抑制远曲小管对 Na^+ 的吸收　　　　　D. 抑制碳酸酐酶活性

E. 拮抗醛固酮受体

14. 呋塞米的不良反应不包括　　　　　　　　　　　　　　　　　　　（　　）

A. 低钾血症　　B. 高镁血症　　C. 高尿酸血症　　D. 低氯性碱血症　　E. 耳毒性

15. 肝硬化引起的腹水患者利尿药宜选用　　　　　　　　　　　　　　（　　）

A. 氢氯噻嗪　　B. 呋塞米　　C. 依他尼酸　　D. 螺内酯　　E. 布美他尼

16. 托拉塞米与呋塞米比较具有的优点不包括：　　　　　　　　　　（　　）

A. 利尿作用强　　　　B. 作用维持时间长　　　　C. 尿钾排出作用弱于呋塞米

D. 降低心力衰竭患者病死率　　　E. 尿钠排出作用弱于呋塞米

17. 保钾利尿药有　　　　　　　　　　　　　　　　　　　　　　　　（　　）

A. 氢氯噻嗪　　B. 呋塞米　　C. 依他尼酸　　D. 螺内酯　　E. 布美他尼

18. 既有利尿又有抗利尿作用的药物是　　　　　　　　　　　　　　　（　　）

A. 氢氯噻嗪　　B. 呋塞米　　C. 依他尼酸　　D. 螺内酯　　E. 布美他尼

19. 渗透性利尿药不具备的特点是　　　　　　　　　　　　　　　　　（　　）

A. 静脉注射后不易通过毛细血管进入组织　　　B. 易经肾小球滤过

C. 不易被肾小管重吸收　　D. 不具有脱水作用　　E. 在体内不被代谢

20. 治疗脑水肿的首选药物是　　　　　　　　　　　　　　　　　　　（　　）

A. 氢氯噻嗪　　B. 呋塞米　　C. 乙酰唑胺　　D. 氨苯蝶啶　　E. 甘露醇

21. 用于脱水的葡萄糖溶液为　　　　　　　　　　　　　　　　　　　（　　）

A. 5%　　B. 10%　　C. 25%　　D. 30%　　E. 50%

22. 甘露醇的禁忌证下列哪项除外　　　　　　　　　　　　　　　　　（　　）

A. 慢性心功能不全　　　　B. 尿闭者　　　　C. 活动性颅内出血者

D. 青光眼急性发作　　　E. 急性肺水肿

A2 型题

23. 某患者因高血压引发心力衰竭 2 年,有下肢浮肿,一直服用抗高血压药和利尿药氢氯噻嗪,该患者近日来出现乏力、心律失常、食欲低下,出现这些症状可能是由于（　　）引起的

A. 低血镁　　B. 低血钠　　C. 低血钾　　D. 高血钾　　E. 低血钙

24. 某患者 72 岁,有轻度的肾功能不全,因髓内星形细胞瘤出现头痛、恶心、呕吐等高颅内压症状。宜用下列什么药降颅内压　　　　　　　　　　　　　　（　　）

A. 呋塞米　　B. 氢氯噻嗪　　C. 乙酰唑胺　　D. 甘露醇　　E. 甘油果糖

25. 李某,女,61 岁,3 个月前曾患急性心肌梗死,4d 前上呼吸道感染,今突发剧咳,呼吸急促,不能平卧,咳粉红色泡沫样痰,烦躁不安,大汗淋漓。查体:HR 120 次/min,

BP 160/95mmHg,两肺野可闻及密集小水泡,四肢浮肿。宜用下列哪个利尿药

                                                                           (   )

    A. 氢氯噻嗪   B. 阿米洛利   C. 苄氟噻嗪   D. 呋塞米   E. 螺内酯

26.患者,女,45 岁。脑肿瘤入院。查体:昏迷,血压升高,呼吸缓慢,脉搏缓慢而有力,诊断为脑肿瘤导致颅内压增高。宜用下列哪个利尿药   (   )

    A. 氢氯噻嗪   B. 阿米洛利   C. 甘露醇   D. 苄氟噻嗪   E. 螺内酯

A3/A4 型题

(27—28 共用题干)

患者,女,62 岁,因心悸、气短、浮肿、尿少而诊断为风湿性心脏瓣膜病伴慢性充血性心功能不全,口服氢氯噻嗪、地高辛治疗,服药第 6 天时,出现食欲减退、恶心、头痛、失眠、心律不齐,心电图显示期前收缩。

27.服药第 6 天出现的症状与哪项有关   (   )

    A. 慢性心功能不全症恶化   B. 风湿性心脏瓣膜病

    C. 地高辛的不良反应   D. 氢氯噻嗪的不良反应

    E. 氯化钾的不良反应

28.应采取的用药护理措施哪项除外   (   )

    A. 停用地高辛   B. 停用氢氯噻嗪   C. 补充钾盐

    D. 用苯妥英钠治疗   E. 补充钙盐

(二)填空题

29.甘露醇常用于治疗_____、_____,以及预防_____。

30.静注甘露醇具有_____和_____作用。

31.高效能利尿药包括_____、_____、_____等药物。

32.中效能利尿药包括_____、_____等药物。

33.低效能利尿药包括_____、_____、_____等药物。

(三)简答题

34.常用利尿药如何分类?各类的主要作用部位及作用机制是什么?

35.高效能、中效能利尿药和螺内酯各有哪些不良反应?

                                                                      (陈 群)

第二章　泌尿系统疾病患者的护理

第一节　泌尿系统常见症状与体征的护理

★ 学习目标

1.掌握泌尿系统常见症状与体征。
2.掌握泌尿系统常见症状与体征的护理。

一、肾源性水肿

肾源性水肿是由肾脏疾病引起组织间隙过多液体积聚而导致的组织肿胀水肿,是肾小球疾病最常见的临床表现,其病理学基础是水钠异常潴留。按照发病机制可分为肾炎性水肿和肾病性水肿。肾炎性水肿常见于肾小球肾炎患者,其主要原因是肾小球滤过率降低,肾小管重吸收功能相对正常,导致水钠潴留,从而引起水肿;肾病性水肿最常见于肾病综合征患者,其主要原因是长期大量蛋白尿使血浆蛋白减少,血浆胶体渗透压降低,液体从血管进入组织间隙引起水肿。

(一)护理评估

1.健康史　了解患者既往病史,如糖尿病、原发性高血压、结缔组织疾病等;家族史,如多囊肾、遗传性肾炎等;曾做过哪些检查、治疗及激素和免疫抑制剂的使用情况等;水肿出现的经过、时间、部位、特点、伴随症状、体征及诱因(感染、劳累等)。

2.身体状况

(1)水肿出现的时间和部位　肾炎性水肿多从眼睑颜面部开始,呈非凹陷性,常伴随血压升高。肾病性水肿多从下肢部位开始,呈全身性、体位性和凹陷性,一般不伴随血压升高。

(2)伴随症状　肾炎性水肿常可伴血尿、蛋白尿、红细胞管型、少尿等,甚至出现心力衰竭、肺水肿。肾病性水肿除全身水肿外,还有蛋白尿、低蛋白血症和高脂血症。

3.辅助检查

(1)尿液检查　检查内容包括尿量、颜色、透明度、气味、酸碱度、尿相对密度、24h尿蛋白、尿沉渣的镜下检查和定量计数(如细胞、管型、结晶体)、尿细菌学检查等。

(2)肾功能检查　包括内生肌酐清除率(creatinine clearance,Ccr)、血尿素氮、血肌酐等。其中内生肌酐清除率是检查肾小球滤过功能最常用的指标,其降低程度基本能反映肾实质受损的程度。

（3）肾病免疫学检查　血浆及尿纤维蛋白降解产物（fibrinogen degradation products，FDP）测定、血清补体测定、抗链球菌溶血素"O"抗体（antistreptolysin O，ASO）试验。

（4）肾活检组织检查　简称肾活检，是获取肾脏病理标本的手段之一。经皮肾穿刺活检简称肾穿刺，是目前国内外最普及的肾活检法，对确定诊断、探讨临床与病理的联系、决定治疗法案和估计预后都有重要价值。

（5）其他　X线尿路平片、静脉肾盂造影、B超等。

4. 心理-社会状况　水肿反复出现或突然出现全身性水肿，患者较易产生紧张、焦虑和抑郁等负性情绪。评估患者及其家属对本病及其治疗方法、预后的认知程度。

（二）常见护理诊断/问题

1. 体液过多　与水钠潴留、低蛋白血症等有关。

2. 有皮肤完整性受损的危险　与皮肤水肿、机体抵抗力降低等有关。

3. 焦虑或恐惧　与疾病迁延、担心预后及经济负担重有关。

4. 知识缺乏　对肾脏疾病的知识缺乏了解。

（三）护理目标

患者水肿减轻或消退；皮肤无破损；情绪稳定；能复述肾脏疾病的相关知识。

（四）护理措施

1. 合理饮食和休息

（1）饮食护理　①钠盐：限制钠的摄入，每天 2～3g 为宜。②蛋白质：如水肿主要因低蛋白血症引起，而肾功能正常者，可给予 0.8～1.0 g/(kg·d) 的优质蛋白饮食；有氮质血症的水肿患者，一般给予 0.6～0.8 g/(kg·d) 的优质蛋白。③液体：对全身性水肿患者应准确记录 24h 液体出入量保持体液平衡，即进液量＝前一天尿量＋500mL。④热量：补充足够的热量以免引起负氮平衡，每天热量不低于 30kcal/(kg·d)。

（2）休息　重度水肿患者应卧床休息，增加肾血流量和尿量，减轻肾脏负担，有利于水肿消退。下肢水肿明显，可抬高下肢，增加静脉回流，减轻水肿。阴囊水肿者可用吊带托起。

2. 皮肤护理　保证皮肤清洁、干燥，衣着柔软、宽松。定时协助或指导卧床患者更换体位，按摩骨隆突处。护理操作时动作要轻巧、防止损伤患者皮肤。用热水袋时水温不宜太高，以免烫伤。严重水肿者避免肌内注射。及时观察皮肤有无红肿、破损、化脓等。

3. 心理护理　告知患者及其家属水肿发生的原因，如何观察水肿的变化，说明饮食限制的重要性，以取得患者的配合。同时与患者建立良好的护患关系，鼓励患者说出自己的思想顾虑，并给予心理疏导，保持患者情绪稳定。

4. 病情观察　严密观察并记录患者病情变化，及时监测患者的生命体征，准确记录 24h 液体出入量、体重和血压变化，注意有无高血压脑病、心力衰竭等并发症；密切监测尿常规、肾功能、电解质等变化情况。

5. 用药护理　按医嘱给予利尿剂，应用利尿剂期间，应注意观察尿量、尿相对密度和体重变化，并注意电解质的改变、有无有效循环血容量不足和血压下降等表现。使用糖皮质激素或其他免疫抑制剂时，应注意交代患者及其家属不可擅自改变剂量或停药。

（五）护理评价

患者水肿有无减轻或消退；皮肤有无破损；情绪是否稳定；能否复述肾脏疾病的相关知识。

二、肾性高血压

肾性高血压指由于肾脏实质性疾病和肾动脉病变引起的血压升高。肾性高血压按病因可分为肾血管性高血压和肾实质性高血压两类，一般所说的肾性高血压是指肾实质性高血压，是继发性高血压的最常见原因之一。按发生机制可分为容量依赖型高血压和肾素依赖型高血压。容量依赖型高血压主要与水钠潴留导致血容量扩张有关；肾素依赖型高血压主要与肾素-血管紧张素-醛固酮系统兴奋有关。肾实质性高血压中，80%以上为容量依赖型高血压。

(一)护理评估

1．健康史　了解患者病史，首次发现高血压的时间、血压升高的最高水平、降压药物的使用情况、患者遵医嘱情况等；是否伴有心血管危险因素，如吸烟、过量饮酒、高盐饮食、高脂血症、超重、长期精神紧张等。

2．身体状况

(1)肾血管性高血压　肾血管性高血压患者大部分均有显著持续高血压，多数收缩压＞200mmHg和(或)舒张压＞120mmHg，舒张压增高幅度较大。一般降压药治疗效果不佳。

(2)肾实质性高血压　临床表现与原发性高血压基本类似。此外，还具有以下特点：舒张压较高、脉压小，血压波动小；症状较少；肢体往往湿冷、苍白。

3．辅助检查　血常规、尿常规、肾功能及水电解质水平、心电图、心脏超声检查、周围血管的评估(超声波或CT，肢体动脉B超)等。

4．心理-社会状况　评估患者是否有紧张、焦虑、恐惧等负性情绪反应；同时评估患者及其家属对肾性高血压疾病知识的认知程度。

(二)常见护理诊断/问题

1．潜在并发症　急性心力衰竭、高血压脑病、慢性肾功能衰竭。

2．头痛　与血压升高有关。

3．焦虑或恐惧　与血压控制不满意或发生并发症有关。

4．知识缺乏　缺乏肾性高血压防治知识。

(三)护理目标

患者降压达标，头痛缓解或减轻，情绪稳定，能自诉肾性高血压防治知识。

(四)护理措施

见第二章第三节肾小球疾病患者的护理。

(五)护理评价

患者降压是否达标，头痛有无缓解或减轻，情绪是否稳定，能否自诉肾性高血压防治知识。

三、尿路刺激征

尿路刺激征指膀胱颈和膀胱三角区受炎症或机械刺激而引起尿频、尿急、尿痛、排尿不尽感及下腹坠痛等。尿频指单位时间内排尿次数明显增加，每次尿量不多。尿急指一有尿意即要排尿，不能控制，常伴有尿失禁。尿痛指排尿时膀胱区及尿道受刺激产生疼痛或烧灼感。尿路刺激征的主要原因为尿路感染；此外结石、理化因素(环磷酰胺、射线等)、肿瘤和异物对膀胱黏膜的刺激等也可引起。

(一)护理评估

1.健康史 询问患者排尿情况,发病的起始时间、诱因以及治疗的经过、有无留置导尿、进行尿路器械检查;有无泌尿系统畸形、前列腺增生、妇科炎症、结核病等病史。

2.身体状况 评估患者是否有体温升高、肾区压痛和叩击痛、输尿管行程压痛点、尿道口红肿、夜尿增多等。此外,需评估患者的精神和营养状况。

3.辅助检查

(1)尿常规检查 是否出现白细胞尿(脓尿)、血尿、尿相对密度降低。

(2)尿病原体检查 包括直接涂片镜检、清洁中段尿培养、膀胱穿刺尿细菌培养、细菌药物敏感试验。传统标准将清洁中段尿培养细菌菌落计数$\geq 10^5/mL$称为有意义的菌尿。

(3)影像学检查 复杂性尿路感染,如怀疑存在泌尿道畸形和(或)梗阻时应行影像学检查,根据情况可选用 B 超、静脉肾盂造影、逆行造影、CT、磁共振或放射性核素肾显像等。

4.心理-社会状况 尿路刺激征反复发作,且部分患者可能伴发肾功能损害,应评估患者的心理反应,是否伴有紧张、焦虑、恐惧等负性情绪状态及其家庭、社会支持系统情况等。

(二)常见护理诊断/问题

排尿异常 尿频、尿急、尿痛与尿路感染有关。

(三)护理目标

患者的尿路刺激征有所减轻或消失。

(四)护理措施

1.休息与活动 患者急性发作期间注意休息,宜取屈曲位,尽量勿站立或坐直。放松心情,避免过分紧张加重尿频。指导患者从事一些感兴趣的活动如听音乐、看小说等,以分散患者的注意力,减轻焦虑,缓解尿路刺激征。此外尽量少干扰患者,各项治疗、护理操作应集中进行。

2.多饮水,勤排尿 病情允许的情况下,告知患者多饮水,勤排尿,每 2～3h 排尿一次,以达到自然冲洗尿路的目的,减少细菌在尿路的停留时间。每日摄水量不应低于 2000mL,尿量每天保持在 1500mL 以上。

3.加强个人卫生 增加会阴部清洗次数,穿棉质内裤,注意不穿过紧的裤子,指导患者正确清洗会阴部的方法,尤其是女性患者月经期间更应注意会阴部的清洁。

4.疼痛护理 可采用膀胱区热敷或按摩,以缓解疼痛,对于有全身症状如高热、头痛及肾区疼痛者给予解热镇痛药。

5.药物护理 遵医嘱给予抗菌药物,注意观察药物疗效及副作用,按时、按量、按疗程给药,不随意停药。口服碳酸氢钠以碱化尿液,减轻尿路刺激征,症状明显者可给予阿托品、普鲁苯辛等抗胆碱药物进行对症治疗。

(五)护理评价

患者的尿路刺激征有无减轻或消失。

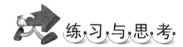 练.习.与.思.考.

(一)填空题

1. _____是检查肾小球滤过功能最常用的指标。

2. 传统标准将清洁中段尿培养细菌菌落计数_____称为有意义的菌尿。

(二)名词解释

3. 肾性水肿

4. 尿路刺激征

(三)简答题

5. 请简述肾性水肿的护理措施。

6. 请简述尿路刺激征的护理措施。

（吴晓琴）

第二节 泌尿系统常见检查的护理

学习目标

1. 掌握泌尿系统外科疾病常见检查的护理。

2. 熟悉泌尿系统外科疾病各项检查的目的和作用。

3. 能运用相关知识,实施泌尿系统外科疾病患者检查的配合与护理。

DAORU QINGJING

导入情景

男性,44岁,2天前无明显诱因下突然出现右腰部疼痛,呈阵发性绞痛,较剧,向会阴部放射。无恶心呕吐,无尿频、尿急、尿痛,见肉眼血尿,无畏寒发热,无腹胀、腹泻。

请问:

1. 为明确诊断,首先应做哪些实验室和影像学检查?

2. 如需行排泄性尿路造影,其检查前应做哪些准备?

泌尿系统的外科检查包括实验室检查、器械检查、影像学检查、内腔镜检查、尿动力学检查等,用于泌尿系统疾病的诊断和治疗。

一、实验室检查

(一)尿液检查

尿常规检查应收集新鲜尿液,尿检通常收集中段尿为宜。男性包皮过长者,必须翻起包皮,清洁龟头;女性月经期间不应收集尿液送检,避免混入月经血。尿培养以清洁中段尿为佳,女性可以采用导尿的尿标本。由耻骨上穿刺而取的尿标本是无污染的膀胱尿标本。

1.尿常规检查 是诊断泌尿系统疾病最基本的项目。正常尿液呈淡黄色、清澈透明、弱酸性、中性或弱碱性,pH 为 5.5~7.4。大量蔬菜饮食或感染时尿液 pH 升高,而大量蛋白质饮食时尿液 pH 降低。正常尿液中尿糖呈阴性,含极微量蛋白。

2.尿沉渣检查 新鲜尿离心沉淀后,尿沉渣进行显微镜检查,观察有无白细胞、红细胞、细菌、管型及晶体等。尿沉渣高倍镜视野红细胞数>3 个为镜下血尿,白细胞数>5 个为脓尿。

3.尿三杯试验 用于初步判断镜下血尿或脓尿的来源及病变部位。以排尿最初的 5~10mL 为第一杯,排尿最后的 5~10mL 为第三杯,中间部分为第二杯。收集尿液时,尿流应连续不断。若第一杯尿液异常,提示病变在尿道;第三杯尿液异常提示病变在后尿道、膀胱颈部或膀胱三角区;三杯尿液均异常,提示病变在膀胱或其以上部位。

4.尿细菌学培养 用于泌尿系感染的诊断和临床用药指导。革兰氏染色尿沉渣涂片检查可初步判断细菌的种类。尿沉渣抗酸染色涂片检查或结核菌培养有助于泌尿系结核的诊断。清洁中段尿培养结果,若菌落数>10^5/mL,提示为尿路感染;对于有尿路感染症状的患者,致病菌菌落数>10^2/mL 就有意义。

5.尿细胞学检查(urinary cytology) 用于初步筛选肿瘤或术后随访,膀胱原位癌阳性率高。宜取新鲜尿液检查,阳性结果提示可能有尿路上皮移形细胞肿瘤。冲洗后收集尿液检查可提高阳性率。

6.膀胱肿瘤抗原(bladder tumor antigen,BTA) 测定尿中有无肿瘤相关抗原,有定性和定量两类方法,定性方法检测简单,准确率在 70% 左右,阳性反应提示尿路上皮肿瘤存在可能,可作为初筛或随访依据。应避免血尿严重时使用。

(二)肾功能检查

1.尿相对密度 反映肾浓缩功能和排泄功能。正常尿相对密度在 1.010~1.030,清晨时最高。肾功能受损时,肾浓缩功能进行性减弱,尿相对密度降低。尿相对密度固定或接近1.010,提示肾浓缩功能严重受损。尿液中多种物质如葡萄糖、蛋白及其他大分子物质均能使尿相对密度增高,尿渗透压较尿相对密度能更好地反映肾功能。

2.血肌酐和血尿素氮 用于判断肾功能的两个重要指标。两者均为蛋白质代谢产物,主要经肾小球滤过排出。当肾实质损害时,体内蛋白质产物潴留,血肌酐和血尿素氮增高,其增高的程度与肾损害的程度呈正比,故可用于判断病情和预后。由于血尿素氮受肾外因素,如分解代谢、饮食和消化道出血等多因素的影响,故不如血肌酐精确。

3.内生肌酐清除率 指在单位时间内,肾将若干毫升血浆中的内生肌酐全部清除出体外的比率,是反映肾小球滤过率的简单有效的方法。测定公式:内生肌酐清除率=尿肌酐浓度/血肌酐浓度×每分钟尿量,正常值为 90~110mL/min。

4.酚红排泄试验 因为 94% 的酚红(phenolsulfonphthalein,PSP)由肾小管排泄,所以在特定的时间内,尿中酚红的排出量能反映肾小管的排泄功能。

(三)前列腺液检查

正常前列腺液呈淡乳白色,较稀薄;涂片镜检可见多量卵磷脂小体,白细胞计数≤10个/高倍视野。如有大量成簇的白细胞出现则提示前列腺炎。标本留取:可经直肠指诊前列腺按摩,再收集尿道口滴出的前列腺液涂片。急性前列腺炎、前列腺结核的患者不宜按摩,以免引起炎症或结核播散。

(四)前列腺特异性抗原(prostate specific antigen,PSA)

PSA 是由前列腺腺泡和导管上皮细胞分泌的单链糖蛋白,具有前列腺组织特异性。健康男性血清 PSA 正常值为 $0\sim4$ng/mL,如大于 10ng/mL 应高度怀疑前列腺癌。血清 PSA 是目前前列腺癌的生物学指标,其升高只能提示前列腺癌的可能性,可用于前列腺癌的筛选、早期诊断、分期、疗效评价和随访观察。

(五)流式细胞检测(flour cytometry,FCM)

利用流式细胞仪进行定量分析细胞大小、形态、DNA 含量、细胞表面标志、细胞内抗原和酶活性等。采用的标本包括尿、血、精液、肿瘤组织等。此项技术可为泌尿系统肿瘤的早期诊断及预后判断提供较敏感和可靠的信息,亦可用于肾移植急性排斥反应。

二、器械检查

(一)常见器械检查

1. 导尿(catheterization) 目前常用带气囊的 Foley 导尿管,规格以法制(F)为计算单位,21F 表示其周径为 21mm,直径约 7mm。成人导尿检查,一般选 16F 导尿管为宜。适应证:①收集尿培养标本;②诊断性检查,测定膀胱容量、压力或残余尿(residual urine),注入造影剂确定有无膀胱损伤;③解除尿潴留,持续引流尿液,膀胱内药物灌注。禁忌证为急性尿道炎。

2. 尿道探条(urethral sounds) 通常是金属材料制成,一般选用 18~20F 探条扩张狭窄的尿道。进入尿道时必须很小心,切忌暴力推进,以防后尿道破裂。适用于探查尿道狭窄程度、尿道有无结石,治疗和预防尿道狭窄。禁忌证为急性尿道炎。

3. 膀胱尿道镜(cystourethroscopy) 在椎管麻醉或骶麻下进行,经尿道将膀胱镜插入膀胱内。适应证:①观察后尿道及膀胱病变;②取活体组织做病理检查;③输尿管插管以收集双侧肾盂尿标本或作逆行肾盂造影,亦可放置输尿管支架管作内引流或进行输尿管套石术;④早期肿瘤电灼、电切,膀胱碎石、取石、钳取异物。禁忌证:①尿道狭窄;②急性膀胱炎;③膀胱容量<50mL。

4. 输尿管镜和肾镜(ureteroscopy and nephroscopy) 在椎管麻醉下,将输尿管镜经尿道、膀胱置入输尿管和肾盂。肾镜通过经皮肾造瘘进入肾盂、肾盏。适应证:①直接窥查输尿管、肾盂内有无病变;②诊断上尿路梗阻、输尿管喷血的病因;③取活体组织作病理学检查;④直视下取石、碎石,切除或电灼肿瘤。禁忌证:①全身出血性疾病;②前列腺增生;③病变以下输尿管梗阻;④其他膀胱镜检查禁忌者。

5. 尿流动力学(urodynamics)测定 借助流体力学及电生理方法研究和测定尿路输送、储存、排出尿液的功能,为分析排尿障碍原因、选择治疗及评定疗效提供客观依据。通过经皮肾盂穿刺灌注测压或尿路造影时动态影像学观察上尿路尿动力变化。分别或同步测定尿流率、膀胱压力容积、压力/流率、尿道压力和肌电图,亦可与影像学同步检查,全面了解下尿路功能。目前临床上主要用于诊断下尿路梗阻性疾病(如前列腺增生症)、神经源性排尿功能异常、尿失禁以及遗尿症等。

6. 前列腺细针穿刺活检(needle biopsy of the prostate)　可以判断前列腺结节或其他部位异常的良恶性病变。有经直肠和经会阴部两种途径。定位可用手指或超声引导,超声引导可明显提高操作的准确性和减少感染率。

(二)注意事项与护理

1. 心理护理　器械检查属有创性检查,检查前须做好解释工作,使患者充分认识检查的必要性,消除恐惧心理,主动配合检查。

2. 检查前准备　检查前应清洗患者会阴部;根据检查的目的,嘱患者排空膀胱或憋尿。

3. 操作要求　操作时要仔细、轻柔,忌用暴力,以减轻患者痛苦和避免损伤。

4. 预防感染　侵入性检查可能把细菌带入体内引起感染,操作过程中应严格遵守无菌操作原则,必要时遵医嘱应用预防性抗生素。

5. 鼓励饮水　单纯尿流率检查时,鼓励患者在检查前多饮水,充盈膀胱。内镜检查和尿道探查后,患者大多有肉眼血尿,应鼓励患者多饮水,以增加尿量,起到冲洗作用,2～3d后可自愈。

6. 并发症的观察与处理　密切观察生命体征,注意有无发热、血尿及尿潴留等。必要时留院观察、输液及应用抗生素,或留置导尿及膀胱造瘘。

三、影像学检查

(一)B超

广泛应用于泌尿外科疾病的筛选、诊断、随访及介入治疗。临床上可用于:①确定肾肿块的性质,结石和肾积水;②测定残余尿、测量前列腺体积等;③检查阴囊肿块以判断囊肿或实质性肿块;④明确睾丸和附睾的位置关系。特殊探头经膀胱或直肠内作360°旋转检查,有助于膀胱和前列腺肿瘤的诊断与分期。多普勒超声仪可显示血管内血流的情况,确定动静脉走向,诊断肾血管疾病、睾丸扭转、肾移植排异反应等。B超引导下行穿刺、引流及活检等更为准确。B超检查方便,无创伤,不需要造影剂,不影响肾功能,可用于肾衰竭患者,亦用于禁忌做排泄性尿路造影或不宜接受X线照射的患者。但超声检查有时受骨骼、气体等干扰而影响诊断的正确性。

(二)X线检查

1. 尿路平片(plain film of kidney-ureter-bladder,KUB)　是不用任何造影对比剂的X线摄片,摄片范围包括两侧肾(kidney),输尿管(ureter)及膀胱(bladder),故临床上常简写为KUB。平片可显示肾轮廓、位置、大小,腰大肌阴影,不透光阴影以及骨性改变如脊柱侧弯、脊柱裂、肿瘤骨转移、脱钙等。腰大肌阴影消失,提示腹膜后炎症或肾周围感染。侧位片有助于判断不透光阴影如结石的来源。摄片前应做肠道准备,清除肠道内的气体和粪便,确保平片质量。

2. 排泄性尿路造影(excretory urogram)　又称静脉尿路造影(intravenous urogram,IVU),静脉注射有机碘造影剂,肾功能良好者5min即显影,10min后显示双侧肾、输尿管和部分充盈的膀胱。能显示尿路形态是否规则,有无扩张、推移、压迫和充盈缺损等;同时可了解双侧肾功能。禁忌证包括妊娠、严重肝、肾、心血管疾病和甲状腺功能亢进者及造影剂过敏者。注意事项和护理:①造影前日口服泻剂排空肠道,以免粪块或肠内积气影响显影效果;②禁食、禁水 6～12h,使尿液浓缩,增加尿路造影剂浓度,使显影更加清晰;③做碘过敏试验,对离子型造影剂过敏时,可用非离子型造影剂。

3. 逆行肾盂造影(retrograde pyelography) 经尿道、膀胱行输尿管插管,注入有机碘造影剂,能清晰显示肾盂和输尿管形态;亦可注入空气作为阴性比衬,有助于判断透光结石。适用于排泄性尿路造影显影不清晰或禁忌者,以及体外冲击波碎石术(extracorporeal shock wave lithotripsy,ESWL)中输尿管结石的定位和碎石。禁忌证为急性尿路感染和尿道狭窄。注意事项及护理:造影前行肠道准备;操作中应动作轻柔,严格无菌操作,避免损伤。

4. 顺行尿路造影(anterograde pyelography) 通常在 B 超引导下经皮穿刺入肾盂,注入造影剂以显示上尿路情况。适用于上述造影方法失败或有禁忌而怀疑梗阻性病变存在者。能同时收集尿液送检或行肾穿刺造瘘。

5. 膀胱造影(cystography) 采用导尿管置入膀胱后注入造影剂,可显示膀胱形态及其病变如损伤、畸形、瘘管、神经源性膀胱及膀胱肿瘤等。排泄性膀胱尿道造影可显示膀胱输尿管回流及尿道病变。严重尿道狭窄不能留置导尿管者,可采用经耻骨膀胱穿刺注射造影剂的方法进行排泄性膀胱造影,以判断狭窄程度和长度。

6. 血管造影(angiography) 主要方法有直接穿刺、经皮动脉穿刺插管、选择性肾动脉、静脉造影以及数字减影血管造影(digital subtraction angiography,DSA)。适用于肾血管疾病、肾损伤、肾实质肿瘤等。也可对晚期肾肿瘤进行栓塞治疗。禁忌证为妊娠、肾功能不全及有出血倾向者。注意事项及护理:①造影前做碘过敏试验;②造影后穿刺点局部加压包扎,平卧 24h;③造影后注意观察足背动脉搏动、皮肤温度及颜色、感觉和运动情况;④造影后鼓励患者多饮水,必要时静脉输液 500～1000mL,以促进造影剂排泄。

7. CT 扫描 有平扫和增强扫描两种方法。其优点是病变在造影剂前后表现不同而被识别。适用于确定肾损伤范围和程度,鉴别肾囊肿和肾实质性病变,肾、膀胱、前列腺及肾上腺等部位肿瘤的诊断与分期。能显示腹部和盆腔转移的淋巴结。

(三)磁共振成像(magnetic resonance imaging,MRI)

MRI 能显示被检查器官组织的功能和结构,并可显示脏器血流灌注信息。对分辨肾肿瘤的良、恶性,判断膀胱肿瘤浸润膀胱壁的深度、前列腺癌分期,确诊偶然发现的肾上腺肿块等,可提供较 CT 更为可靠的依据。磁共振血管成像(magnetic resonance angiography,MRA)适用于明确肾动脉瘤、肾动静脉瘘、肾动脉狭窄、肾静脉血栓形成;肾癌分期,血管受损及肾移植术后血管情况等。磁共振尿路成像(magnetic resonance urography,MRU)又称水成像,不需要造影剂和插管即能显示肾盏、肾盂、输尿管的结构和形态,是了解上尿路梗阻的无创性检查。

(四)放射性核素显影(radionuclide imaging)

特点是核素用量小,几乎无放射损害,但能在不影响机体正常生理过程的情况下,通过体内器官对放射性示踪剂的吸收、分泌和排泄过程而显示其形态和功能。主要的放射性核素显像检查包括肾图、肾显像、肾上腺皮质、髓质核素显像、骨显像及阴囊显像等。

1. 肾图 测定肾小管分泌功能和显示上尿路有无梗阻,亦是一种分侧肾功能试验,反映尿路通畅及尿排出速率情况。

2. 肾显像 能显示肾形态、大小及有无占位性病变,可了解肾功能、测定肾小球滤过率和有效肾血流量。分静态和动态显像,静态显像仅显示核素在肾内的分布图像,动态显像显示肾吸收、浓集和排泄的全过程。

3.肾上腺显像 对肾上腺疾病(如嗜铬细胞瘤)有诊断价值。

4.阴囊显像 常用于诊断睾丸扭转或精索内静脉曲张等。

5.骨显像 可显示全身骨骼系统有无肿瘤转移,尤其确定肾癌、前列腺癌骨转移的情况。

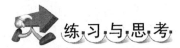 练·习·与·思·考·

(一)选择题

A1 型题

1.泌尿系统检查错误的做法是 （ ）

    A.器械检查前应做好解释工作

    B.器械检查时应注意无菌操作

    C.器械检查后常规口服抗生素 2～3d,预防感染

    D.血管造影前可不做碘过敏试验

    E.器械检查时要仔细、轻柔,忌用暴力

2.静脉注射有机碘造影剂后,射片时间错误的是 （ ）

    A.5min   B.10min   C.15min   D.30min   E. 45min

3.膀胱镜检查术后护理措施错误的是 （ ）

    A.常规留置导尿管 3d   B.可适当用止痛药   C.卧床休息

    D.若有血尿,增加饮水量   E.必要时用抗生素

4.终末血尿提示病变部位在 （ ）

    A.前尿道   B.后尿道或膀胱基底部   C.肾

    D.输尿管   E.肾盂

5.可用于前列腺癌的筛选、早期诊断、分期、疗效评价和随访观察的检查指标是 （ ）

    A.AFP   B.CEA   C.HCG   D.β_2-M   E.PSA

A2 型题

6.刘某,男,48 岁,因输尿管结石导致严重的肾积水,医嘱于明日行静脉肾盂造影检查,下列对检查前的准备错误的是 （ ）

    A.常规肠道准备   B.准备泛影葡胺造影剂   C.做碘过敏试验

    D.鼓励患者多饮水   E.禁食、排空小便

7.赵某,男,56 岁,膀胱镜检查后出现血尿和疼痛,下列处理不妥的是 （ ）

    A.给止痛药   B.给镇静、安定药   C.少饮水,减少排尿

    D.卧床休息   E.用抗生素

8.陈某,女,36 岁,医嘱于明日上午做逆行肾盂造影检查,今日不必要的准备是 （ ）

    A.肠道准备   B.晚 8 时后禁饮水   C.口服碳片

    D.禁服含铋、铁的药物   E.有过敏史者行碘过敏试验

A3 型题

（9—10 题共用题干）

李某,男,32 岁,近两个月来腰部有隐痛,今天上午 7 时突然出现阵发性刀割样疼痛,患者辗转不安,呻吟呼痛,面色苍白。

9.除做全面体检检查之外,患者应先进行的实验室检查是　　　　　　　（　　）

  A.血常规 B.尿常规 C.大便常规 D.肝功能 E.肾功能

10.应首选的影像学检查是　　　　　　　　　　　　　　　　　　　（　　）

  A.B 超   B.排泄性尿路造影   C.逆行肾盂造影

  D.CT   E.MRI

（二）填空题

11.尿相对密度正常值是_____;尿相对密度固定或接近于_____,提示肾浓缩功能严重受损。

12.尿常规检查应收集_____尿液,尿检通常收集_____尿为宜。

13.清洁中段尿培养结果,若菌落数＞_____/mL,提示为尿路感染;对于有尿路感染症状的患者,致病菌菌落数＞_____/mL 就有意义。

（三）名词解释

14.内生肌酐清除率

15.镜下血尿

（四）简答题

16.简述尿三杯试验的收集方法及结果分析。

17.泌尿系统器械检查应采取哪些护理措施?

18.排泄性尿路造影检查有哪些注意事项?

19.血管造影检查的注意事项及护理包括哪些?

（韩慧慧　王卫红）

第三节　肾小球疾病患者的护理

⭐ **学习目标**

1.掌握急、慢性肾小球肾炎的临床表现及护理措施(包括健康指导)。

2.熟悉急、慢性肾小球肾炎的辅助检查及治疗要点。

3.了解急、慢性肾小球肾炎的病因和发病机制。

肾小球疾病是一组以血尿、蛋白尿、水肿、高血压和不同程度肾功能损害为主要临床表现,但病因、发病机制、病理、病程和预后不尽相同的肾脏疾病,主要侵犯双肾肾小球,分为原发性、继发性和遗传性三大类。原发性肾小球疾病绝大多数病因不明,继发性肾小球疾病往往继发于某些全身性疾病,如系统性红斑狼疮、糖尿病等,遗传性肾小球疾病与遗传基因变异有关。其中原发性肾小球疾病占肾小球疾病的绝大多数,是引起慢性肾功能衰竭的主要病因。

按照病理类型不同可分为肾小球轻微病变、局灶节段性肾小球病变、弥漫性肾小球肾炎和未分类的肾小球肾炎;按照临床表现可分为肾炎综合征和肾病综合征。

一、肾小球疾病概述

肾小球肾炎(glomerulonephritis)简称肾炎,是一类以肾小球损害为主的变态反应性炎症,临床表现主要有尿的变化、水肿和高血压等,晚期可引起肾功能衰竭。肾炎分为原发性和继发性两类。一般所称的肾小球肾炎是指原发性肾炎。

(一)病因和发病机制

肾炎的病因和发病机制尚未完全明了。近年来的研究表明,大多数类型的肾炎是由抗原抗体反应引起的。

1. 引起肾小球肾炎的抗原　引起肾炎的抗原种类很多,大致分为两大类:

(1)外源性抗原　包括细菌、病毒、寄生虫、药物和异种血清等。

(2)内源性抗原　包括肾小球本身的成分(如肾小球基底膜抗原、内皮细胞膜抗原、系膜细胞膜抗原)和非肾小球抗原(如核抗原、DNA、免疫球蛋白、肿瘤抗原、甲状腺球蛋白抗原等)。

2. 肾小球肾炎的免疫发病机制　不同抗原引起的抗体不同,形成免疫复合物方式和部位也不同,肾炎的发病和病理类型与此有关。免疫复合物形成引起肾小球肾炎基本上有以下两种方式:

(1)肾小球原位免疫复合物形成　在肾炎的发病机制中起主要作用。抗体与肾小球内固有的抗原成分或植入在肾小球内的抗原结合,在肾小球原位直接反应,形成免疫复合物,引起肾小球损伤。由于抗原性质不同所引起的抗体反应不同,可引起不同类型的肾炎。

抗肾小球基底膜性肾炎:肾小球基底膜在感染或某些因素的作用下,其结构发生改变而具有抗原性,这种肾炎又称抗肾小球基底膜性肾炎。

抗体与植入性抗原的反应:非肾小球抗原与肾小球内的成分结合形成植入性抗原,机体产生相应抗体,在肾小球原位形成免疫复合物性肾炎。

(2)循环免疫复合物沉积　非肾小球抗原(不属于肾小球的组成成分)刺激机体产生相应的抗体,抗原抗体在血液循环内结合,形成抗原抗体复合物。此抗原主要是 A 族乙型溶血性链球菌的菌体蛋白。免疫复合物在肾小球原位形成或通过血液循环沉积在肾小球,均可激活补体系统,产生多种生物活性物质而引起肾炎。

(二)病理分类

1. 急性弥漫性增生性肾小球肾炎　急性弥漫性增生性肾小球肾炎(acute diffuse proliferative glomerulonephritis),简称急性肾炎,又称毛细血管内增生性肾小球肾炎。这种肾炎常发生在 A 组乙型溶血性链球菌感染有关,故又称为链球菌感染后性肾炎,是链球菌感染引起的变态反应性疾病。

(1)病理变化

眼观:双侧肾体积增大,包膜紧张,表面光滑,色较红,故称大红肾。有时肾表面和切面可见散在的小出血点,如蚤咬过一样,则称为蚤咬肾。

镜下：肾小球毛细血管内皮细胞和系膜细胞增生肿胀，有较多的中性粒细胞浸润，使肾小球内细胞数量明显增多，肾小球体积增大。病变严重时，毛细血管壁可发生纤维素样坏死或腔内微血栓形成。相应的肾小管上皮细胞常有细胞水肿、玻璃样变。

电镜下：可见基底膜和脏层上皮细胞间有电子致密物沉积，呈驼峰状或小丘状，沉积物表面的上皮细胞足突消失。

（2）临床病理联系　急性肾炎的主要临床症状为尿的变化、水肿和高血压。

尿的变化：由于肾小球毛细血管损伤，通透性增高，故常有血尿、蛋白尿和管型尿。血尿轻者为镜下血尿，重者为肉眼血尿。由于肾小球细胞增生肿胀，使毛细血管狭窄，肾小球滤过率降低，而肾小管重吸收功能无明显障碍，故引起少尿。严重者含氮代谢产物排泄障碍，引起氮质血症。

水肿：患者常有轻度或中度水肿，最先出现在组织疏松部位如眼睑，严重时遍及全身。水肿发生的主要原因是肾小球滤过率降低，而肾小管重吸收功能相对正常所引起的水钠潴留。

高血压：高血压发生的主要原因也与水钠潴留引起的血容量增加有关。

（3）结局　本型肾炎的预后大多良好。儿童链球菌感染后肾炎95%以上可在数周或数月内痊愈。少数患者迁延1～2年仍可恢复正常。也有少数患者，逐渐发展为慢性肾炎。极少数患者病变严重，可迅速转变为新月体性肾小球肾炎或短期内发生急性肾功能衰竭、心力衰竭、高血压脑病等。

2. 新月体性肾小球肾炎（crescentic glomerulonephritis）　又称快速进行性肾小球肾炎，比较少见。多数病因不明，可为原发，也可由其他肾小球疾病转变而来。青壮年多见。病理特点为肾小球内大量新月体形成。发病学上属免疫复合物性或抗肾小球基底膜性肾炎。临床多表现为急进型肾炎综合征，起病急，病情重，可迅速发展为肾功能衰竭而死于尿毒症。

（1）病理变化

眼观：两肾体积增大，色苍白，肾皮质常有点状出血。

镜下：大部分肾小球内有新月体形成。新月体主要由肾球囊壁层上皮细胞增生和渗出的单核细胞组成。增生的上皮细胞肿大，呈多层，在肾球囊毛细血管丛周围形成新月形或环状。新月体形成后，不仅压迫毛细血管丛，而且还导致肾球囊壁增厚，并与毛细血管丛粘连，使肾球囊腔闭塞，最后整个肾小球纤维化和玻璃样变。当肾小球纤维化后，肾小管也萎缩、消失。间质水肿和炎症细胞浸润，纤维组织增生。

（2）临床病理联系　患者主要表现有血尿、蛋白尿，迅速出现少尿、无尿和氮质血症。由于肾小球毛细血管坏死，基底膜缺损和出血，因此血尿较明显。大量新月体形成使肾小球阻塞，肾小球滤过障碍，出现少尿或无尿。代谢产物在体内潴留引起氮质血症。大量肾单位纤维化、玻璃样变，使肾组织缺血，通过肾素-血管紧张素作用，可发生高血压。严重者由于水电解质和酸碱平衡紊乱，最后可导致肾功能衰竭。

（3）结局　本型肾炎预后差，多数在数周或数月内死于尿毒症。

3. 膜性肾小球肾炎（membranous glomerulonephritis）　多见于青壮年，是引起成人肾病综合征的主要原因之一。主要病变为肾小球毛细血管基底膜弥漫性增厚，由于肾小球无明显炎症病变，故又称为膜性肾病。

（1）病理变化

眼观：两肾体积肿大，色苍白，称大白肾。晚期肾体积缩小，表面呈细颗粒状。

镜下：肾小球毛细血管壁呈均匀一致弥漫性增厚，用嗜银染色可见毛细血管基底膜上有许多钉状突起，状如梳齿。在钉状突起之间基底膜表面有免疫复合物沉积（免疫荧光证实多为 IgG 和 C3，呈颗粒状荧光）。随着病变发展，基底膜的钉状突起伸长，将沉积物包埋于基底膜，使基底膜明显增厚。晚期沉积物逐渐溶解，使基底膜呈"虫蚀状"改变。以后这些空隙被基底膜物质填充。由于基底膜高度增厚，使毛细血管管腔变狭窄，甚至闭塞，最后导致肾小球纤维化和玻璃样变。肾小球上皮细胞水肿、玻璃样变及脂肪变性，后期因缺血而萎缩。间质纤维组织增生，慢性炎症细胞浸润。

（2）临床病理联系　绝大多数患者表现为肾病综合征。

大量蛋白尿：由于肾小球基底膜严重损伤，通透性显著增加，大量蛋白包括大分子蛋白都可由肾小球滤过，引起非选择性蛋白尿。

低蛋白血症：大量蛋白由尿中排出，血浆蛋白降低，引起低蛋白血症。

严重水肿：由于血浆蛋白大量丢失，血浆胶体渗透压降低，血管内液体渗入组织间隙，引起水肿，同时由于血容量减少，肾小球血流量减少，醛固酮和抗利尿激素分泌增多，引起水钠潴留而加重水肿。水肿往往为全身性，以眼睑和身体下垂部分最明显，严重者可有胸水和腹水。

高脂血症：低蛋白血症可刺激肝合成更多的血浆蛋白，包括脂蛋白，因此出现高脂血症。

（3）结局　膜性肾炎起病慢，病程长，早期及时治疗，病变可恢复。多数患者病变反复发作，对皮质激素治疗效果不显著，晚期可发展为慢性肾功能衰竭。

4. 轻微病变性肾小球肾炎（minimal change glomerulonephritis）　多见于 2～4 岁小儿，是引起小儿肾病综合征最常见的原因。病变特点为肾球囊脏层上皮细胞足突融合消失。发病机制尚不清楚，可能与 T 淋巴细胞功能异常以及遗传因素有关。

（1）病理变化

眼观：两肾体积稍大，色苍白。由于大量脂质沉着，切面可见黄色条纹。

镜下：肾小球无明显变化或仅有轻度系膜细胞增生，肾近曲小管上皮细胞内含有大量脂质空泡和玻璃小滴，故又称脂性肾病。肾小管腔内可有透明管型。电镜下见肾球囊脏层上皮细胞足突广泛消失，所以又称为足突病。

（2）临床病理联系　患者大多数表现为肾病综合征。有大量蛋白尿和严重水肿，与膜性肾小球肾炎不同的是，此蛋白尿系高度选择性，主要是小分子蛋白，如白蛋白。肾小球的病变轻微，一般无血尿和高血压，对肾功能的影响也较小。

（3）结局　大多数患者对肾上腺皮质激素治疗效果很好，病变在数周内消失，完全恢复正常。少数患者可复发。

5. 慢性硬化性肾小球肾炎（chronic sclerosing glomerulonephritis）　简称慢性肾炎，是各类型肾炎发展到晚期的病理类型。多见于成年人，部分患者过去有肾炎病史，也有部分患者起病缓慢，无自觉症状，无肾炎症史，发现时已为晚期。病变特点为大量肾小球纤维化和玻璃样变。临床表现多种多样，最终可发展为尿毒症。

(1)病理变化

眼观:两肾对称性缩小,色苍白,质硬,表面呈弥漫性细颗粒状,称为颗粒性固缩肾。切面皮质变薄,皮质髓质分界不清。小动脉壁增厚变硬,切面呈哆开状。

镜下:大量肾小球纤维化和玻璃样变,所属的肾小球也萎缩消失、纤维化。由于纤维组织收缩使纤维化、玻璃样变的肾小球相互靠近集中。残存的肾单位常发生代偿性肥大,肾小球体积增大,肾小管扩张,腔内有各种管型。间质纤维组织明显增生,并有多数淋巴细胞和浆细胞浸润。肾细小动脉硬化,管壁增厚,管腔狭小。

(2)临床病理联系 慢性肾炎患者临床表现为慢性肾炎综合征。

尿的改变:由于大量肾单位功能丧失,血液只能通过部分代偿的肾单位,致使滤过速度加快,而肾小管的重吸收有一定限度,大量水分不能再吸收,尿液浓缩功能下降,因此出现多尿、夜尿,尿相对密度降低,常固定在 1.010~1.012。由于残存肾单位功能相对正常,故血尿、蛋白尿和管型尿不如早期明显。

高血压:大量肾单位纤维化使肾组织严重缺血,肾素分泌增加,患者有明显的高血压。高血压可促使动脉硬化,进一步加重缺血,使血压维持在较高水平,还可引起左心室肥大,甚至导致左心衰竭。

贫血:由于肾实质破坏,促红细胞生成素减少、大量有毒代谢产物在血液内积聚,抑制骨髓造血功能和促进溶血所致。

氮质血症:血中尿素、肌酐、尿酸等非蛋白氮含量升高,称为氮质血症。这是由于肾单位大量破坏,肾小球滤过面积减少,蛋白质代谢产物在体内潴留所致。最终可发展为尿毒症。

(3)结局 慢性肾炎病变发展缓慢,病程较长,可达数年至数十年。早期进行合理治疗,可控制疾病发展。病变发展到晚期,因肾单位大量破坏而导致肾功能衰竭,患者常死于尿毒症。部分患者还可并发心力衰竭和脑出血,以及因机体抵抗力降低而引起的继发性感染。

(三)临床表现

肾小球肾炎共同的临床表现有血尿、蛋白尿、管型尿、水肿、高血压、贫血、氮质血症。蛋白尿和管型尿是经常存在的,其余表现则出现于不同的类型。一般将肾炎的临床表现大致分为以下几个类型。

1.急性肾炎综合征 起病急,常突然出现血尿、程度不同的蛋白尿、少尿、水肿、高血压。

2.快速进行性肾炎综合征 突然或逐渐出现血尿、少尿、蛋白尿、贫血,快速进展为肾功能衰竭。

3.肾病综合征 表现为大量蛋白尿、严重水肿、低蛋白血症,并常伴有高脂血症。

4.慢性肾炎综合征 起病缓慢,逐渐发展为慢性肾功能不全,出现多尿、夜尿、低渗尿,可伴有蛋白尿、血尿和高血压、氮质血症。

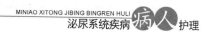
二、急性肾小球疾病患者的护理

导入情景

患儿,男,7岁,15d前晨起发现双眼睑浮肿,尿色发红。两个月来有咽部不适,未用药,精神食欲稍差,曾患"气管炎、咽炎"。

请问:

1. 患儿可能发生了什么情况?

2. 你将如何护理?

急性肾小球肾炎(acute glomerulonephritis,AGN),简称急性肾炎,是以急性发作的血尿、蛋白尿、水肿、高血压为主要临床特征的一组肾小球疾病,并可伴有一过性的肾功能损害。常继发于链球菌感染后,故又称为链球菌感染后急性肾炎。多发于儿童,高峰年龄在2~6岁,男性多于女性。

(一)病因和发病机制

急性肾小球肾炎常由β溶血性链球菌等"致肾炎菌株"引起的上呼吸道感染(如急性扁桃体炎、咽炎)、猩红热、皮肤感染(脓疱疮)后诱发的免疫反应引起,循环免疫复合物沉积于肾小球,或链球菌致病抗原种植于肾小球,形成原位免疫复合物,并激活补体,中性粒细胞和单核细胞浸润,导致肾脏病变。病理类型为毛细血管内增生性肾炎。电镜下可见肾小球上皮细胞下驼峰状大块电子致密物。免疫病理检查可见IgG、补体C3呈粗颗粒状沉积。光镜下本病呈弥漫性病变,以肾小球内皮细胞、系膜细胞增生为主,肾小管病变不明显。

(二)护理评估

1. 健康史 了解发病前有无上呼吸道感染或皮肤感染史。

2. 身体状况 起病较急,轻重不一。预后大多良好,常在数月内自愈。

(1)前驱表现 急性肾炎常在起病前1~3周有咽炎、扁桃体炎或皮肤感染史。

(2)血尿 常为首发症状,几乎见于所有患者,40%为肉眼血尿,呈洗肉水样,尿中无血凝块,镜下红细胞少数可迁延数周,甚至1~2年。

(3)蛋白尿 绝大多数患者有蛋白尿,一般较轻,通常每天尿蛋白不超过3.5g。大部分患者数月后可消失,少数会持续一年以上,长期的蛋白尿,尤其是白蛋白,提示预后不良。

(4)高血压 见于80%的患者,一般为轻、中度高血压,大多利尿后能降压。血压持续升高,提示肾脏病变严重。

(5)水肿 常为首发症状,见于80%以上的患者。典型表现为晨起眼睑水肿、颜面部肿胀,指压凹陷性不明显,儿童可能出现腹水和全身性水肿。

(6)肾功能异常 部分患者可有尿量减少和一过性轻度氮质血症。起病1~2周后,尿量渐增,可逐渐恢复,极少数发展成急性肾功能衰竭。

(7)其他 常有乏力、食欲缺乏、恶心、呕吐、腰部钝痛等。

(8)并发症 部分患者可出现心力衰竭、高血压脑病、急性肾衰竭等较严重的并发症。

3. 辅助检查

(1)尿液检查 尿中有肉眼或镜下血尿,尿蛋白多为＋～＋＋,尿沉渣可有白细胞管型、上皮细胞管型、红细胞管型和颗粒管型等。

(2)免疫学检查 起病初期血清总补体、补体C3下降,约8周内恢复正常,此为本病的特征性表现。血清抗链球菌溶血素"O"抗体(ASO)滴度升高,升高程度与链球菌感染严重性相关。

(3)经皮肾穿刺活组织检查术 简称肾穿刺活检术,是确诊肾脏病病理类型最可靠的方法;典型病例不需要肾活检。如肾小球滤过率进行性下降或病情于1～2个月未见全面好转,应及时做肾活检。

(4)肾功能检查 可有一过性血尿素氮升高。

4. 心理-社会状况 患者多数为儿童,需要卧床休息,会干扰日常活动;家属多数因担心患儿病情,容易产生紧张、焦虑心理。

5. 处理原则

(1)一般治疗 急性期应卧床休息,待肉眼血尿消失、水肿消退、血压正常后逐渐增加活动量。水肿或高血压患者应低盐饮食,氮质血症时应限制蛋白质摄入。

(2)感染灶治疗 应选用无肾毒性抗生素治疗,如青霉素、头孢类等,青霉素过敏者可用大环内酯类抗生素,不宜长期预防性使用抗生素。

(3)对症治疗 限制水钠摄入后,水肿仍明显者,适当使用利尿剂治疗,常选噻嗪类利尿剂,必要时改用袢利尿剂;限制水钠摄入和应用利尿剂后血压仍不能控制者,应选用降压药物,防止发生脑血管并发症。

(4)透析治疗 少数发生急性肾衰而有透析指征的患者应及时给予透析治疗,一般无须长期透析。

(三)常见护理诊断/问题

1. 体液过多 与肾小球滤过率降低、水钠潴留有关。

2. 有感染的危险 与机体抵抗力下降有关。

3. 知识缺乏 缺乏急性肾小球肾炎的相关知识。

4. 潜在并发症 心力衰竭、高血压脑病、急性肾衰竭。

(四)护理目标

1. 患者能自觉控制水钠的摄入,水肿程度减轻或消失。

2. 患者能掌握预防感染的方法。

3. 患者具备一定的疾病相关知识。

4. 患者未发生并发症。

(五)护理措施

1. 病情观察

(1)观察水肿及血压 观察水肿的范围、程度、出现时间,有无胸腔、腹腔积液等,每日测体重一次。动态监测血压变化,若血压突然升高、呕吐、头痛、复视及躁动等,提示高血压脑病,应及时报告医生。

(2)观察脉搏、心率,有无呼吸困难,及时识别心力衰竭。

(3)观察尿液的量、颜色和性状,记录24h液体出入量,及早发现有无肾功能衰竭的表现。

2. 一般护理 急性期应绝对卧床休息2～3周,以增加肾血流量和减少肾脏负担,症状明显者应卧床休息4～6周,待肉眼血尿消失、水肿消退、血压正常后方可离床,逐渐增加活动量,1～2年内避免重体力活动和劳累。

3. 饮食护理 患者有水肿或高血压时,应严格限制钠盐的摄入,一般每日盐的摄入量<3g;急性期氮质血症者应限制蛋白质摄入,同时保证充足的热量和维生素。

4. 用药护理 注意利尿剂和降压药的使用情况,密切观察患者尿量、血压的变化及药物副作用。少尿时应慎用保钾利尿剂和血管紧张素转换酶抑制剂,以防诱发高血钾。

5. 心理护理 患者可产生焦虑、抑郁等负性情绪,要及时疏导,帮助患者建立起有效的支持系统。

6. 健康指导

(1)急性肾炎大多预后良好,仅少数转变为慢性肾炎。患病期间应加强休息,痊愈后可适当参加体育活动;1～2年内不应从事重体力劳动,避免劳累。

(2)告知患者及其家属应积极预防上呼吸道和皮肤感染。慢性扁桃体炎反复发作的应摘除扁桃体。

(3)急性肾炎的完全康复可能需要1～2年,临床症状消失后,蛋白尿、镜下血尿可能仍然存在,应定期随访,监测病情。

(六)护理评价

1. 患者水肿程度是否减轻或消失。

2. 患者是否有感染发生,若发生感染是否及时发现和处理。

3. 患者是否具备一定的疾病相关知识。

4. 患者是否发生并发症,若发生是否及时发现和处理。

 知识链接

经皮肾穿刺活组织检查术

经皮肾穿刺活组织检查术是目前国内外应用最广泛的肾活检方法,指应用肾穿刺针经背部皮肤,选定穿刺点刺入活体肾组织,取出少量肾组织进行病理学分析。不仅为绝大多数肾实质疾病的诊断、判断预后和指导治疗提供客观的依据,还是研究肾脏疾病发病机制、判断疗效和探讨疗效机制的重要手段。

适应证:原因不明的肾实质疾病;原发性肾病综合征;原因不明的蛋白尿、血尿,或有家族史的肾脏疾病;全身免疫性疾病伴肾脏损害者。凡有弥漫性肾实质损害,其病因、病理改变性质和程度、治疗和预后等问题尚未解决或不明确者,均可行肾穿刺。

禁忌证:精神异常或不能配合者;终末期肾衰竭;肾脓肿、肾结核等感染病灶;肾肿瘤;孤立肾或小肾或一侧肾功能已丧失者;妊娠晚期、重度肥胖或严重水肿者;患者有尚未控制的心力衰竭、严重高血压;有明显的出血性疾患,且不能纠正者;肝素抗凝后不足24h者;肾病综合征伴有大量腹水、严重贫血患者,病情重者(如血容量不足、心肺功能不全等)。

来源:冯丽华、李丹《内科护理学实训与学习指导》

三、慢性肾小球疾病患者的护理

导入情景

患者,男,59岁,已婚,退休,双眼睑、下肢浮肿反复发作3年。一周前因受凉感冒后眼睑及下肢浮肿加重,伴恶心、呕吐、腹胀,不能进食,尿量少而入院。入院后食欲、睡眠差。

若你是其责任护士,请问:

1. 患者可能发生了什么情况?

2. 你将如何护理?

慢性肾小球肾炎(chronic glomerulonephritis,CGN),简称慢性肾炎,临床特点为病程长、进展缓慢,有不同程度的血尿、蛋白尿、高血压、水肿和肾功能损害。可发生于任何年龄,以中青年多见,男性多于女性。

(一)病因和发病机制

慢性肾小球肾炎多数病因不明,仅少数患者由急性肾小球肾炎发展所致。大部分患者通过免疫机制引起,血液循环免疫复合物沉积于肾小球,或肾小球原位的抗原抗体结合激活补体,导致持续性进行性肾实质损伤,肾小球滤过率降低,水钠潴留。另外,非免疫因素如疾病过程中高血压、"健存"肾单位代偿性血液灌注压升高、脂质代谢紊乱等也起重要作用。本病病理类型常见有系膜增生性肾小球肾炎、系膜毛细血管性肾小球肾炎、膜性肾病及局灶性节段性肾小球硬化等,表现可多样化,到晚期均可发展为硬化性肾小球肾炎。

(二)护理评估

1. 健康史 询问患者既往有无急性肾炎病史;病前有无上呼吸道感染、皮肤感染等;对病情急骤进展的患者询问有无感染、劳累、高血压、使用肾毒性药物等。

2. 身体状况 本病起病缓慢、隐匿,可有一个相当长的无症状尿异常期。表现呈多样性,以血尿、蛋白尿、高血压、水肿为基本临床表现,可有不同程度的肾功能减退,早期可有乏力、疲倦、贫血、腰部疼痛、纳差等。

(1)水肿 轻重不一,多数表现为颜面部和(或)下肢轻中度水肿,一般无体腔积液。

(2)血尿 多为镜下血尿,也可有肉眼血尿。

(3)蛋白尿 出现较早,是本病必有的表现,多为轻度蛋白尿,表现为排尿时有泡沫,泡沫越多,提示蛋白尿越严重。

(4)高血压 可正常或轻度升高,以舒张压升高为主。部分患者血压持续性中等以上程度升高,严重者可致高血压危象、高血压脑病,如血压控制不好,肾功能恶化较快,预后较差。

(5)肾功能损害 多数为轻度到中度。肾功能呈慢性渐进性损害,最后发展为慢性肾衰竭。其进展速度主要与病理类型相关。但感染、劳累、妊娠、应用肾毒性药物、高蛋白饮食等可加剧恶化进程。

(6)其他 贫血、心脑血管并发症等。

3. 辅助检查

(1)尿液检查 尿蛋白＋～＋＋＋,尿蛋白定量一般为 1～3g,且小于 3.5g/d。尿红细胞＋～＋＋,呈多形性,可有颗粒管型、透明管型。

(2)血液检查 肾功能不全时,血尿素氮、血肌酐增高,并发贫血时,可有红细胞和血红蛋白下降。

(3)B超检查 双肾可有结构紊乱、皮质变薄及缩小等。

(4)经皮肾穿刺活组织检查术 可确定病理类型。

4. 心理-社会状况 由于病程长,长期服药治疗效果不显著,并带来经济负担,也影响工作和学习,使患者部分产生悲观情绪。

5. 处理原则 慢性肾炎的治疗不是以消除蛋白尿和血尿为目标,而是以防止或延缓肾功能进行性恶化、改善或缓解临床症状及防治严重并发症为主要目标。

(1)降压治疗 高血压可加速肾小球硬化,导致肾功能恶化,故控制高血压对控制病情恶化十分重要,但降压不宜过快、过低,尤其是老年人,尿蛋白定量<1g/d 者,血压应降至 130/80mmHg 以下,尿蛋白定量≥1g/d 者,血压则应降至 125/75mmHg 以下。首选血管紧张素转换酶抑制剂(angiotensin converting enzyme inhibitor,ACEI)和血管紧张素Ⅱ受体拮抗剂(angiotensin Ⅱ receptor blockers,ARB)。这两类药物不仅能降低高血压,还能降低肾小球毛细血管内压、缓解肾小球高灌注、高滤过状态,减少蛋白尿,保护肾功能。常用的 ACEI 类药物有卡托普利、贝那普利等,ARB 类药物有氯沙坦等。另外可应用钙通道阻滞剂、β受体阻滞剂、血管扩张剂和利尿剂等。

(2)饮食治疗 氮质血症的患者给予优质低蛋白饮食,如鸡蛋、鱼、瘦肉、牛奶等,限制磷的摄入。可辅以α酮酸和必需氨基酸,既可降低血尿素氮、血磷,减轻肾小球滤过负担,又可满足机体对蛋白质的需求。有明显水肿和高血压者,应给予低盐饮食。

(3)抗血小板聚集 高凝状态者可口服抗血小板聚集药,如双嘧达莫和阿司匹林,也有一定的降低蛋白尿的作用。

(4)中药活血化瘀 如冬虫夏草、大黄苏打及川芎等具有保护肾功能的作用。

(5)其他 预防和治疗感染,尤其是上呼吸道感染;禁用肾毒性药物,如氨基糖苷类抗生素、磺胺类等;及时治疗高脂血症、高尿酸血症等。

(三)常见护理诊断/问题

1. 体液过多 与肾小球滤过率降低、水钠潴留有关。

2. 营养失调 低于机体需求量与蛋白质摄入受限、长期蛋白尿导致蛋白丢失有关。

3. 知识缺乏 缺乏本病防治知识。

4. 焦虑 与疾病易复发及预后不良有关。

5. 潜在并发症 慢性肾功能衰竭。

(四)护理目标

1. 患者能自觉控制水钠的摄入,水肿程度减轻或消失。

2. 患者能正确执行饮食计划,合理选择饮食。

3. 患者能认识疾病的诱因、防治要点,积极配合治疗。

4. 患者情绪平稳。

5. 患者未发生慢性肾功能衰竭。

(五)护理措施

1. 休息与活动 明显水肿、严重高血压、大量血尿和蛋白尿、肾功能不全时,应绝对卧床休息;轻度水肿、高血压,血尿和蛋白尿不显著,且无肾功能不全者,可从事一些力所能及的体力劳动和活动,但不能过度劳累。

2. 饮食护理 向患者解释饮食治疗的重要性,有肾功能减退的患者应限制蛋白质的摄入,一般应控制在 $0.6 \sim 0.8 g/(kg \cdot d)$。低蛋白饮食可以减少蛋白尿,延缓肾损害。适当增加碳水化合物补充热量,并控制磷的摄入。多补充维生素及锌(可刺激食欲)。

3. 心理护理 多数患者病程较长,疗效较差,肾功能损害逐渐加重,甚至发展为肾衰竭;同时又逐渐失去正常的工作、学习和生活条件,患者常有紧张、焦虑等负面情绪,可引起肾血流量的减少,加重肾损害。护士应耐心细致地做好解释及护理工作,减轻患者心理负担。

4. 健康指导

(1)告诫患者和家属,避免加重肾损害的因素,如受凉、过劳、感染、妊娠、肾毒性药物等。

(2)指导进食高热量、高维生素、优质低蛋白、易消化食物,禁烟、戒酒。

(3)定期门诊随访。告知患者病情变化的特点,如出现水肿加重、尿液泡沫增多、血压增高或急性感染等情况应及时就医。

(六)护理评价

1. 患者能否自觉控制水钠的摄入,水肿程度是否减轻或消失。

2. 患者能否正确执行饮食计划,合理选择饮食。

3. 患者能否认识疾病的诱因、防治要点,积极配合治疗。

4. 患者是否情绪平稳。

5. 患者是否发生肾功能衰竭。

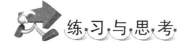

练·习·与·思·考·

(一)单项选择题

A1 型题

1. 引起慢性肾功能不全的最常见的病因是 ( )

　　A. 慢性肾小球肾炎　　　　B. 慢性肾盂肾炎　　　　C. 糖尿病肾病

　　D. 高血压肾动脉硬化　　　E. 系统性红斑狼疮

2. 下列关于慢性肾炎的病因和预后的叙述错误的是 ( )

　　A. 绝大多数慢性肾炎的病因尚不明确

　　B. 多数由急性肾炎迁延不愈发展而来

　　C. 如血压控制不好,肾功能恶化较快,预后较差

　　D. 最终发展为慢性肾衰竭

　　E. 非免疫性因素在慢性肾炎的发生与发展中也可能起重要作用

3. 急性肾炎起病两周内应 ( )

　　A. 卧床休息　　　　　　　B. 绝对卧床休息　　　　C. 室内轻度活动

D.可以正常活动　　　　　　E.可以就近上学,免体育活动

4.下列关于慢性肾小球肾炎患者的饮食护理,正确的是　　　　　　　　　(　　)

　　A.低盐、低蛋白、高维生素　　　　　B.低盐、高蛋白、高维生素

　　C.高盐、低蛋白、高维生素　　　　　D.高盐、低蛋白、低维生素

　　E.低盐、适量蛋白、高维生素

5.慢性肾炎患者 24h 尿蛋白定量常为　　　　　　　　　　　　　　　(　　)

　　A.>150mg　　B.<1g　　　　C.<1.5g　　　　D.1~3g　　　　E.>3.5g

6.慢性肾小球肾炎是属于下列哪种炎症疾病　　　　　　　　　　　　(　　)

　　A.细胞介导性　　　　　B.活性酶介导性　　　　　C.免疫介导性

　　D.内毒素介导性　　　　E.外毒素介导性

A2 型题

7.患者,女性,46 岁,慢性肾炎病史多年,3 天来出现眼睑及双下肢浮肿,一直服用双嘧
　达莫及氢氯噻嗪,近一周感腹胀,乏力,双下肢无力,该患者可能发生　　　(　　)

　　A.肾功能严重减退　　　B.低钾血症　　　　　　C.肾盂肾炎

　　D.双嘧达莫中毒　　　　E.氢氯噻嗪中毒

8.患者,女性,患慢性肾小球肾炎两年有余,近 1 个月以来出现双下肢水肿、尿少,查尿
　蛋白(+++)。对该患者的护理不妥的是　　　　　　　　　　　　　(　　)

　　A.定时测量血压,并注意观察有无发热　　　B.给予优质低蛋白、低磷、低钠饮食

　　C.减少人员探视,防止交叉感染　　　　　　D.记录 24h 液体出入量

　　E.立即给予抗生素

9.患者,男性,55 岁,间歇性浮肿、乏力 15 余年,伴尿量减少,恶心、呕吐 1 周,血红蛋白
　70g/L,血压 180/110mmHg,尿蛋白(+++),为了解该患者双侧肾脏是否已缩小,
　应首选的检查是　　　　　　　　　　　　　　　　　　　　　　　(　　)

　　A.静脉肾盂造影　　　B.ECT　　　　C.CT　　　　D.同位素肾图　　　　E.B 超

10.某慢性肾小球肾炎患者,血压正常,全身明显水肿,医生建议应限制蛋白质的摄入,
　　一般要求为　　　　　　　　　　　　　　　　　　　　　　　　　(　　)

　　A.0.4~0.6g/(kg·d)　　B.0.3~0.6g/(kg·d)　　C.0.2~0.4g/(kg·d)

　　D.0.6~0.8g/(kg·d)　　E.0.8~1.0g/(kg·d)

11.患者,男性,16 岁,两周前突发化脓性扁桃体炎,近两天出现血尿,晨起颜面部明显
　　水肿,检查:内生肌酐清除率明显下降,以急性肾炎收入院,请问与急性肾炎发病有
　　关的细菌是　　　　　　　　　　　　　　　　　　　　　　　　　(　　)

　　A.金黄色葡萄球菌　　　B.大肠杆菌　　　　　　C.链球菌

　　D.肺炎双球菌　　　　　E.流感嗜血杆菌

12.患者,女性,43 岁,因头晕、血压升高入院。查体:水肿明显,氮质血症,蛋白尿++
　　+,血尿素氮及肌酐均显著升高,诊断为慢性肾小球肾炎。入院后指导慢性肾炎
　　患者卧床休息主要是为了　　　　　　　　　　　　　　　　　　　(　　)

　　A.解除焦虑情绪　　　B.减少蛋白分解代谢　　　C.减轻心脏负荷

　　D.增加肾血流量　　　E.降低血压

13. 患者既往曾有肾小球肾炎史,病情稳定后上班工作。近日,在单位体检时发现血压升高,来医院复查,证实为慢性肾小球肾炎急性发作。为迅速而有效地缓解症状,下列哪项措施最佳 ( )

    A. 卧床休息   B. 低盐饮食   C. 利尿降压   D. 激素疗法   E. 中医疗法

14. 患儿,6 岁,急性肾小球肾炎入院。入院 1d 后出现头晕、眼花、恶心、呕吐,血压为 160/120mmHg,该患儿可能出现了 ( )

    A. 心力衰竭   B. 循环充血   C. 高血压脑病   D. 急性肾衰竭   E. 电解质紊乱

A3 型题

(15—17 题共用题干)

患者,男性,42 岁,间歇性浮肿 10 余年,伴恶心、呕吐 1 周,血红蛋白 80g/L,血压 160/110mmHg,尿蛋白(＋＋＋),颗粒管型 2～3 个/HP,尿相对密度 1.010～1.012。

15. 可能的医疗诊断是 ( )

    A. 肝炎后肝硬化   B. 原发性高血压   C. 慢性肾盂肾炎

    D. 慢性肾小球肾炎   E. 肾病综合征

16. 该患者还应立即做的检查项目是 ( )

    A. 24h 尿蛋白定量   B. 乙肝病毒全套   C. 肝功能全套

    D. 血肌酐、尿素氮   E. 血胆固醇

17. 指导该患者卧床休息是为了 ( )

    A. 解除焦虑情绪   B. 减轻心脏负荷   C. 增加肾血流量

    D. 减少蛋白质分解代谢   E. 减轻膀胱刺激征

(18—20 题共用题干)

患者,男性,34 岁,近一年来晨起双侧眼睑水肿,血压一直维持在 150/90mmHg。近一周工作较劳累,自觉眼睑水肿加重,就诊后查尿蛋白(＋＋),尿红细胞偶见。

18. 你考虑该患者可能诊断为 ( )

    A. 急性肾小球肾炎   B. 慢性肾小球肾炎   C. 肾病综合征

    D. 肾盂肾炎   E. 急进性肾炎

19. 本病的发病机制为 ( )

    A. 免疫性炎症   B. 细菌性炎症   C. 病毒感染   D. 过敏性因素   E. 遗传因素

20. 患者本次病情加重的原因是 ( )

    A. 高血压   B. 蛋白尿   C. 感染   D. 劳累   E. 营养不良

(二)填空题

21. 急性肾小球肾炎的首发症状常为_____和_____。

22. 急性肾小球肾炎多见于_____感染后。

23. 慢性肾小球肾炎必有的临床表现是_____。

24. 慢性肾小球肾炎患者的饮食护理原则为_____。

25. 慢性肾小球肾炎伴氮质血症患者应限制蛋白质摄入,一般为_____g/(kg·d)。

(三)名词解释

26. 肾小球肾炎

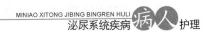
(四)简答题

27. 请简述慢性肾小球肾炎的饮食护理。

（吴晓琴）

第四节　肾盂肾炎患者的护理

📖 学习目标

1. 掌握肾盂肾炎患者的临床表现及护理措施。
2. 熟悉肾盂肾炎的感染途径和治疗要点。
3. 了解肾盂肾炎发生的病因和发病机制。

尿路感染(urinary tract infection，UTI)是由各种病原微生物感染引起的尿路急、慢性炎症。可分为上尿路感染和下尿路感染，分别以肾盂肾炎和膀胱炎为代表。肾盂肾炎(pyelonephritis)是指从肾盂至输尿管及肾实质的感染性炎症。临床上常有发热、腰部酸痛、脓尿和血尿等症状。根据病变特点和病程分为急性和慢性两类。本病多见于女性，男女发病之比约为 1∶10，尤以已婚育龄妇女、女幼婴、老年及妊娠期妇女患病率最高。

DAORU QINGJING
导入情景

孙女士，40岁，已婚，务农。突然高热，伴尿频、尿急、尿痛，前来就诊。

若你是当班护士，请问：

1. 患者可能发生了什么情况？
2. 你将如何护理及健康指导？

一、病因和发病机制

急性肾盂肾炎常由单一的细菌感染，本病致病菌以大肠埃希菌最多见，占 60%～80%，其次是变形杆菌、葡萄球菌、粪链球菌、克雷白杆菌。少数为铜绿假单胞杆菌，偶有真菌、原虫、病毒等。

可侵犯单侧或双侧肾脏。急性期肾盂肾盏黏膜肿胀、充血，表面有脓性分泌物，黏膜下有细小脓肿。肾小球多无形态改变，周围可有白细胞浸润。慢性肾盂肾炎，由于反复多次发作导致肾脏外形缩小，表面瘢痕形成导致凹凸不平，皮质和髓质变薄，因瘢痕收缩而造成的肾盂肾盏变形、狭窄，肾实质损害加重，演变成"肾盂肾炎固缩肾"，最终导致慢性肾功能不全。

二、临床类型

(一)急性肾盂肾炎（acute pyelonephritis）

急性肾盂肾炎是肾盂和肾间质的急性化脓性炎症。

1.病理变化

眼观：肾肿大、充血，表面可见多个大小不等的黄白色脓肿，周围有充血带。切面见肾盂黏膜充血、水肿，表面有脓性渗出物覆盖，肾盂腔内可有脓性尿液。肾髓质内可见黄色条纹向皮质伸展，并见小脓肿。

镜下：肾盂黏膜充血、水肿，大量中性粒细胞浸润。以后病变沿肾小管及其周围组织扩散。肾间质内大量中性粒细胞浸润，并有小脓肿形成。肾小管管腔内充满脓细胞和细菌。

血源性感染病变首先累及肾小球或肾小管周围的间质，形成多数分散的小脓肿，并可逐渐扩大破坏邻近组织，也可破入肾小管蔓延到肾盂。

2.临床病理联系 急性肾盂肾炎起病急，常有发热、寒战、白细胞增多等全身症状。肾肿大和化脓性病变常引起腰部酸痛和尿的变化，如脓尿、蛋白尿、管型尿、菌尿，有时甚至出现血尿。由于膀胱和尿道被急性炎症刺激可出现尿频、尿急、尿痛等膀胱刺激征。

3.结局 急性肾盂肾炎如能及时治疗，大多数可以治愈。如治疗不彻底或尿路阻塞未解除，则容易反复发作而转为慢性肾盂肾炎。如有严重尿路阻塞，可引起肾盂积水或肾盂积脓。

(二)慢性肾盂肾炎（chronic pyelonephritis）

慢性肾盂肾炎可由急性肾盂肾炎发展而来，也可起病时即呈慢性经过。

1.病理变化 病变累及一侧或两侧肾，分布不均匀。

眼观：两侧肾不对称，大小不等，体积缩小，质地变硬，表面高低不平，有不规则的凹陷性瘢痕（见图 2-1）。切面皮髓质界限不清，肾乳头萎缩。肾盂、肾盏因瘢痕收缩而变形。肾盂黏膜增厚、粗糙。

镜下：病变区肾组织破坏，肾间质和肾盂黏膜大量纤维组织增生，并有淋巴细胞和浆细胞等炎症细胞浸润。肾小管管腔狭窄、萎缩、坏死、纤维化。有些肾小管扩张，腔内充满均匀红染的蛋白管型。部分肾小球萎缩、纤维化和玻璃样变。病灶间的肾单位可呈代偿性肥大。

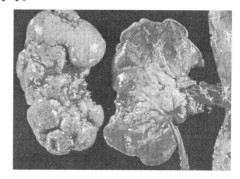

图 2-1 肾体积变小、变硬，表面不规则凹陷

2.临床病理联系 慢性肾盂肾炎常反复急性发作，发作期间的症状与急性肾盂肾炎相似，出现脓尿、菌尿。由于肾小管病变比较严重，发生也较早，故肾小管功能障碍出现较早，也较明显。表现为肾小管浓缩功能下降，可出现多尿和夜尿。电解质如钠、钾和碳酸氢盐丢失过多，可引起低钠、低钾和代谢性酸中毒。晚期由于肾组织纤维化和小血管硬化，肾组织缺血，肾素分泌增加，导致高血压。因肾组织大量破坏可引起氮质血症和尿毒症。

3.结局 慢性肾盂肾炎病程较长，如能及时治疗，可控制病变发展。若病变广泛并累及两肾时，最终可导致高血压和慢性肾功能衰竭。

三、感染途径

(一)上行感染

上行感染是最常见的感染途径,约占 90％。在机体抵抗力下降、尿路损伤,或入侵细菌的毒力大、黏附尿道黏膜和上行的能力强时,细菌沿输尿管周围的淋巴管上行到肾盂,引起肾盂和肾组织的炎症。病变多累及一侧,也可累及两侧肾。病原菌以大肠埃希菌为主。

(二)血行感染

细菌由体内某处感染灶侵入血液,随血流到达肾。首先侵犯肾皮质,后经髓质蔓延到肾间质、肾盂引起肾盂肾炎。病变常累及两侧肾。病原菌以葡萄球菌多见。细菌虽然是引起肾盂肾炎的必要条件,但入侵的细菌能否在肾内繁殖引起病变,还取决于机体的抵抗力及泌尿道局部防御功能。

(三)淋巴道感染

下腹部和盆腔器官的淋巴道与肾毛细血管有吻合支相通,升结肠与右肾之间也有淋巴管沟通,当盆腔炎症、结肠炎或阑尾炎时细菌可沿淋巴道入侵肾脏致病。

(四)直接感染

细菌通过肾脏邻近器官的外伤或感染直接侵入肾脏致病。

四、易感因素

(一)尿流不畅或尿液反流

尿流不畅是最重要的易感因素。泌尿道结石、尿道的瘢痕狭窄、前列腺增生、妊娠子宫及肿瘤压迫等均可引起尿路阻塞、尿液潴留,这样不仅影响尿液的正常冲洗作用,而且潴留的尿液又成为细菌生长繁殖的培养基,继而发生感染。膀胱三角区发育不良、下泌尿道梗阻(如膀胱肿瘤、尿道结石)等,可引起尿液从膀胱输尿管反流,使细菌进入输尿管、肾盂引起感染。

(二)女性生理特点

女性尿道短、直、宽,尿道口较接近肛门易被细菌污染。在经期、妊娠期、绝经期因内分泌激素改变及性生活后易受感染。

(三)医源性感染

留置导尿、尿路器械检查等既能损伤尿路黏膜,也易将尿道口的细菌直接带入,引起感染。

(四)机体抵抗力下降

全身抵抗力下降(如糖尿病、重症肝病、晚期肿瘤、长期使用免疫抑制剂)和局部抵抗力下降(如尿道口周围或盆腔炎症)都易发生尿路感染。

(五)尿道口周围或盆腔炎症

如妇科炎症、细菌性前列腺炎等。

五、护理评估

(一)健康史

询问患者既往有无腰痛、尿频、低热等表现,以及个人卫生习惯等。

(二)身体状况

1. 急性肾盂肾炎

(1)全身表现 多数急骤起病,寒战、高热(体温可高达39℃以上),呈稽留热,伴头痛、全身不适、乏力、食欲不振等。

(2)泌尿系统表现 常有尿频、尿急、尿痛、排尿不畅及下腹部不适等尿路刺激症状。多数伴有肾区疼痛或不适。体检肾区有压痛和叩击痛,上、中输尿管点及肋腰点有压痛。可伴脓尿和血尿。

2. 慢性肾盂肾炎

(1)全身表现较轻,甚至可无明显表现;泌尿系统表现亦不典型,可间断出现尿频、尿急、尿痛等。

(2)病程中若多次急性发作,每次发作表现类似急性肾盂肾炎者,称复发型;若以长期低热为主要表现者,称低热型;若以血尿为主要表现,并伴有较明显的肾区疼痛不适和尿频、尿急、尿痛者,称血尿型;若无临床表现或仅有低热、疲乏等,但多次尿细菌培养阳性者,称隐匿型,也称"无症状性菌尿",多见于老年人和孕妇,如不治疗,约20%可发展成急性肾盂肾炎。

3. 并发症

(1)肾周围脓肿 好发于糖尿病和尿路梗阻等易感因素存在的患者,因输尿管梗阻、尿液积聚于肾盂,感染病灶可直接扩散至肾周围引起脓肿。表现为单侧明显腰痛,向健侧弯腰时疼痛加剧。

(2)肾乳头坏死 严重的炎症和感染中毒引起肾乳头及其邻近肾髓质的缺血性坏死。表现为高热、剧烈腰痛和血尿等,可有坏死组织脱落随尿排出,发生肾绞痛。

(三)辅助检查

1. 血常规检查 常有白细胞和中性粒细胞增多。

2. 尿常规检查 尿液混浊,有白细胞、红细胞增多,尤以白细胞尿(又称脓尿)最常见。出现白细胞管型为诊断肾盂肾炎的有力证据,少数有肉眼血尿。

3. 尿细菌学检查 新鲜清洁中段尿细菌定量培养,菌落计数$\geqslant 10^5/\text{mL}$,称为真性菌尿。

4. 肾功能检查 可能会出现尿渗透压下降、尿β_2微球蛋白增加、自由水清除率异常等,如暂时异常提示急性肾盂肾炎,持续异常提示慢性肾盂肾炎。

5. 其他 如静脉肾盂造影可见慢性患者肾盂肾炎变形、缩窄,或者肾表面凹凸不平,且两肾大小不等,注意感染急性期不宜做静脉肾盂造影;B超也可见慢性患者双肾大小不等。

(四)心理-社会状况

肾盂肾炎患者因症状反复,影响工作,易出现焦虑情绪,应与患者做好沟通。

(五)处理原则

1. 急性肾盂肾炎

(1)抗菌治疗 急性肾盂肾炎抗菌药物治疗极为重要。起病急、病情重,在留取尿液标本行细菌检查之后立即根据药敏结果选择药物。常用药物有以下几种:喹诺酮类(氧氟沙星等)、头孢类(头孢曲松等)、青霉素类(阿莫西林等)。通常先用注射剂,退热72h后可改口服。一般患者可用一种,较重者应联合用药。在治疗72h未显效的,应更换药物。疗程一般为2周,或用药至症状消失,尿检阴性后继续使用3~5d。停药后2周、6周复查尿细菌学检查,若均为阴性,即为临床治愈,若尿检阳性,再用一个疗程。

(2)碱化尿液　口服碳酸氢钠片,可减轻尿路刺激症状。

2.慢性肾盂肾炎

(1)积极查找病因,去除易感因素,如解除尿路梗阻或尿路畸形,加强营养,增强机体抵抗力等。

(2)抗菌治疗　①复发型每次急性发作时用药方法同急性肾盂肾炎,但通常需联合用药,且疗程要长,一般需 2～4 周。②其他类型应选用几组药物轮换使用,一般每组用一个疗程,停药 3～5d 后换另一组药物,总疗程共 2～4 个月,不宜选用氨基苷类抗生素,因其有肾毒性。③慢性肾盂肾炎复发者,应另换敏感药物或改变治疗途径、方法和疗程等。④结合中医中药治疗。

六、常见护理诊断/问题

1.疼痛　与尿路感染有关。

2.体温升高　与尿路感染有关。

3.排尿异常(尿频、尿急、尿痛)　与尿路受炎症和理化刺激有关。

4.焦虑　与患者缺乏疾病相关知识有关。

5.潜在并发症　肾乳头坏死、肾周围脓肿、慢性肾功能衰竭等。

七、护理目标

1.患者疼痛缓解或消失。

2.患者体温恢复正常。

3.患者排尿异常症状解除。

4.患者焦虑症状减轻。

5.患者并发症未发生或发生时得到及时处理。

八、护理措施

(一)腰痛的护理

观察腰痛的性质、部位、程度及有无伴随症状。若腰痛持续加剧,应考虑是否出现肾周脓肿、肾乳头坏死等并发症。肾区疼痛明显时应卧床休息,少站立、端坐或弯腰;可指导患者进行局部按摩、热敷,必要时给予止痛剂。

(二)一般护理

提供舒适的病室环境,患者应卧床休息,各项护理操作应尽可能集中进行,以避免过多地打扰患者;给予清淡、高热量、高蛋白、高维生素、易消化饮食,多饮水,保持每日尿量在 2500mL 以上,以冲洗尿路中的细菌和炎症物质。

(三)对症处理

对高热患者可给予冰敷、乙醇擦浴等物理降温,必要时遵医嘱给予退热药物,并注意观察及记录降温效果;出汗后应及时更换衣服,注意保暖,以免加重病情。

(四)用药护理

严格遵医嘱使用抗菌药物,观察药物的疗效与副作用,如用奎诺酮类药后有无血管炎与消化道反应等。慢性患者避免使用对肾功能有毒性的抗菌药物,如氨基糖苷类抗生素等。

(五)健康指导

1.告知患者必须按医嘱坚持用药,急性患者大多可痊愈,慢性患者也能明显缓解,多饮水、勤排尿是防止尿路感染最简便而有效的措施。

2.加强营养,锻炼身体,增强体质,提高机体的抵抗力。

3.去除诱因,如避免劳累、感冒,保持外阴清洁等,尤其是女性,不穿紧身裤、勤淋浴、勤换衣,局部有炎症及时诊治,性生活后立即排尿。

4.女性急性肾盂肾炎治愈后1年内应严格避孕。

5.反复发作的慢性肾盂肾炎患者应定期复查。

九、护理评价

1.患者疼痛是否缓解或消失。

2.患者体温是否恢复正常。

3.患者排尿异常症状有无解除。

4.患者焦虑是否减轻。

5.患者并发症有无发生或发生时有无得到及时处理。

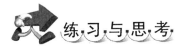 练·习·与·思·考·

(一)单项选择题

A1 型题

1.肾盂肾炎感染最常见的致病菌是 （   ）

    A.大肠杆菌   B.副大肠杆菌   C.葡萄球菌   D.真菌   E.以上均不是

2.肾盂肾炎最常见的感染途径是 （   ）

    A.血行感染   B.淋巴道感染   C.直接感染   D.上行感染   E.损伤后感染

3.急性肾盂肾炎的临床表现哪项描述是错误的 （   ）

    A.发热、腰痛、腰酸   B.尿频、尿急、尿痛   C.高血压、氮质血症

    D.血中白细胞增多   E.尿中有脓细胞

4.急性肾盂肾炎是 （   ）

    A.纤维素性炎症   B.变态反应性炎症   C.变质性炎症

    D.化脓性炎症   E.增生性炎症

5.急性肾盂肾炎患者最重要的护理措施为 （   ）

    A.卧床休息   B.每日留尿送检   C.清洁外阴部

    D.多饮水、勤排尿   E.观察药物毒副作用

6.急性肾盂肾炎肾功能检查的结果为 （   ）

    A.内生肌酐清除率下降   B.血尿素氮增高   C.尿相对密度下降

    D.通常无异常改变   E.酚红排泄率下降

7. 肾盂肾炎患者健康教育不妥的是 （　　）

  A. 鼓励多饮水、勤排尿 B. 防止劳累及便秘 C. 定期复查尿液

  D. 急性肾盂肾炎治愈后长期口服小剂量抗菌药物预防复发

  E. 女性患者治愈后 1 年内严格避孕

A3 型题

(8—10 题共用题干)

  患者,女性,30 岁,婚后不久出现发热、腰痛、尿频、尿急就医。化验结果显示:血白细胞增多,尿沉渣检查白细胞满视野/HP。

8. 最可能的医疗诊断是 （　　）

  A. 急性膀胱炎   B. 慢性肾炎   C. 肾衰竭

  D. 急性尿道炎   E. 急性肾盂肾炎

9. 此患者最可能的致病菌是 （　　）

  A. 肺炎球菌   B. 铜绿假单胞杆菌 C. 支原体

  D. 大肠杆菌   E. 粪链球菌

10. 预防此病的主要措施为 （　　）

  A. 保持会阴部清结 B. 经常锻炼身体 C. 经常服用抗生素

  D. 经常冲洗膀胱   E. 每天多饮水

(二)填空题

11. 减轻肾盂肾炎患者尿路刺激征最重要的护理措施之一是_____,以达到冲洗尿路,促进细菌排出。

12. 肾盂肾炎的感染途径有_____、_____、_____及直接感染。其中最常见的是_____。

(三)名词解释

13. 肾盂肾炎

14. 真性菌尿

(四)简答题

15. 请简述肾盂肾炎的常见致病菌、感染途径、易感因素及预防措施。

(吴晓琴)

第五节　肾病综合征患者的护理

⭐ 学习目标

1. 掌握肾病综合征的概念临床表现及护理措施(包括健康指导)。

2. 熟悉肾病综合征的治疗要点。

3. 了解肾病综合征的病因、发病机制及病理类型。

导入情景

患者,女,35岁,农民,已婚,间断性颜面、双下肢浮肿3年,加重1周伴咳嗽咳痰。诉近日来排尿时尿中出现较多泡沫。

请问:

1. 患者可能发生了什么情况?

2. 你将如何护理?

肾病综合征(nephrotic syndrome,NS)是各种病因所致的以大量蛋白尿(尿蛋白定量＞3.5g/d)、低蛋白血症(血浆白蛋白＜30g/L)、水肿和高脂血症为特征的一组临床综合征。其中前两项为诊断所必需。

一、病因和发病机制

肾病综合征分为原发性和继发性两大类。原发性肾病综合征多因各种肾小球疾病引起;继发性肾病综合征可继发于系统性红斑狼疮、糖尿病、过敏性紫癜等。

免疫介导性炎症在原发性肾病综合征发病中起重要作用,肾小球基底膜通透性的变化是肾病综合征时蛋白尿形成的基本原因,当肾小球滤过血浆蛋白超过肾小管重吸收能力时,形成大量蛋白尿,导致血浆白蛋白降低而引起水肿。低蛋白血症刺激肝脏合成蛋白质时,脂蛋白合成也增加,加之后者分解下降,出现高脂血症。引发原发性肾病综合征的肾小球疾病的病理类型主要有微小病变型肾炎、系膜增生性肾小球肾炎、系膜毛细血管性肾小球肾炎、膜性肾病、局灶节段性肾小球硬化。

二、护理评估

(一)健康史

原发性肾病综合征发病一般较急,患者可能易出现焦虑情绪,应注意评估,此外,应评估患者有无发病的诱因、尿液、水肿、高血压等情况。

(二)身体状况

1. 大量蛋白尿　主要与肾小球滤过膜受损,屏障作用减弱,对血浆白蛋白通透性增高,并超过了肾小管的重吸收功能有关。

2. 低蛋白血症　主要与大量蛋白尿导致白蛋白从尿中丢失有关。除了白蛋白之外,免疫球蛋白和补体成分、抗凝及纤溶因子、金属结合蛋白等蛋白成分也可丢失,导致机体及抵抗力下降、凝血功能障碍、微量元素缺乏等。

3. 水肿　肾病综合征患者最突出的体征。主要原因为低蛋白血症。呈全身性,久卧或晨起以眼睑、颜面或骶部明显,活动后以身体下垂部位明显,指压呈凹陷性。严重者全身水肿,可有阴囊水肿或胸腔、腹腔及心包积液。

4. 高脂血症　以高胆固醇血症最常见。主要原因为低蛋白血症刺激肝脏代偿性地增加脂蛋白合成及脂蛋白分解减慢。

5. 并发症

（1）感染 常见并发症，也是导致复发和疗效不佳的主要原因。常见的致病菌为肺炎双球菌、溶血性链球菌、大肠杆菌等。呼吸道感染最常见。

（2）血栓和栓塞 是直接影响本病治疗效果和预后的重要因素。主要由于有效血容量减少、高脂血症等导致高凝状态。肾静脉血栓最常见。

（3）急性肾功能衰竭 是原发性肾病综合征最严重的并发症。可发生在病程中的任何阶段，甚至可为首发表现。主要由于水肿导致有效循环血容量减少，肾血流量下降，大多数患者是可逆的，预后较好。

（4）其他 包括心血管并发症、营养不良、生长发育迟缓、钙磷代谢异常和铁、铜、锌缺乏等。

（三）辅助检查

1. 尿液检查 尿蛋白一般＋＋＋～＋＋＋＋，可有红细胞管型；尿蛋白定量＞3.5g/d。

2. 血液检查 血浆白蛋白明显降低，常低于 30g/L。血胆固醇、甘油三酯、低密度脂蛋白、极低密度脂蛋白均增高。

3. 肾脏 B 超 双肾正常或缩小。

4. 肾功能检查 内生肌酐清除率正常或降低，血肌酐、血尿素氮可正常或增高。

5. 经皮肾穿刺活组织检查术 可确定肾小球病变的病理类型。

（四）心理-社会状况

评估患者及其家属对疾病的认识，女性患者可能会由于长期服用激素引起体型变化而自行过快减量、过早停药等，引起症状反复。对反复发作的患者应了解有否焦虑悲观情绪。家属是否给予支持。

（五）处理原则

1. 一般治疗 卧床休息，给予高热量、高维生素、低盐、低脂饮食。肾功能下降者给予优质低蛋白饮食。

2. 利尿 不宜过快过猛，建议每日体重下降 0.5～1.0kg，一般选用噻嗪类（氢氯噻嗪）和保钾尿剂（氨苯蝶啶或螺内酯）并用，疗效不佳时选用祥利尿剂（呋塞米）。

3. 提高血浆胶体渗透压 静脉输注血浆或血浆白蛋白。

4. 血管紧张素转换酶抑制剂（ACEI）和（或）血管紧张素抑制酶（ARB） 减少尿蛋白是肾病综合征治疗中的关键，也是有效阻止或延缓肾功能恶化的关键。ACEI 和（或）ARB 除具有降压作用外，还能减少尿蛋白，延缓肾功能的恶化。

5. 糖皮质激素 抑制免疫反应、减轻修复滤过膜损害、抗炎、抗利尿等作用。因病理类型不同，疗效也不同，微小病变型肾病使用糖皮质激素疗效最好，系膜毛细血管型肾炎最差。遵循"首剂要足，减药要慢，维持时间要长"的原则，常用的有泼尼松、地塞米松等。

6. 细胞毒类药物 用于"激素依赖型"或"激素无效型"患者。常用药物有环磷酰胺等。

7. 中药治疗 雷公藤有抑制免疫、抑制肾小球系膜细胞增生、改善肾小球滤过膜通透性作用，一般与激素、免疫抑制剂合用。

三、常见护理诊断/问题

1.体液过多 与低蛋白血症导致血浆胶体渗透压下降有关。

2.有感染的危险 与水肿、激素及免疫抑制剂的应用等有关。

3.营养失调:低于机体需要量 与大量蛋白尿、摄入量及肠道吸收减少有关。

4.有皮肤完整性受损的危险 与水肿、营养不良等有关。

5.焦虑 与疾病时间长及易反复发作有关。

6.潜在并发症 急性肾功能衰竭、血栓形成等。

四、护理目标

1.患者能积极配合治疗,水肿程度减轻或消失。

2.患者认识感染与疾病复发及预后的关系,并能有效预防感染。

3.患者能正常进食,营养状况有明显改善。

4.患者未出现皮肤损害。

5.患者情绪稳定。

6.患者未出现并发症。

五、护理措施

(一)一般护理

1.休息与活动 全身水肿严重,出现呼吸困难的患者应绝对卧床休息,半坐卧位。待病情稳定后,可逐渐增加活动量。

2.饮食指导

(1)热量摄入 供给足够热量,一般为 $35kcal/(kg \cdot d)$,肥胖、老年人和糖尿病患者可酌减为 $30kcal/kg.d$。

(2)适量蛋白质 提倡适量的优质蛋白,一般为 $0.8\sim1.0g/(kg \cdot d)$。高脂血症患者应多吃富含不饱和脂肪酸的食物,如芝麻油等。

(3)限盐 轻中度水肿患者摄盐量 $<3g/d$,严重水肿患者摄盐量 $<1g/d$。

(4)维生素和微量元素 长期肾病综合征患者应补充维生素 D、维生素 B、维生素 C、叶酸及钙、锌、铁、铜等。

(二)用药护理

1.按医嘱给予糖皮质激素或细胞毒类药物,并向患者及其家属介绍所用药物的治疗作用、用药方法、注意事项、副作用等,切勿自行加量、减量甚至停药。

2.观察用药不良反应,使用糖皮质激素者应注意有无水钠潴留、上消化道出血、精神症状、继发感染、骨质疏松等不良反应发生,告诉患者停药后可以恢复正常,以消除患者的顾虑。应用细胞毒类药物者应注意观察血象、尿的颜色及肝功能的改变等。应用中药雷公藤时,要注意其对血液系统、消化系统、生殖系统及内分泌系统的不良反应。

(三)心理护理

向患者解释本病短期内疗效不会很显著,要树立长期治疗的观念,增强战胜疾病的信心。

(四)健康指导

1.指导患者合理饮食,注意休息,适度进行体育锻炼,增加机体抵抗力,避免劳累。

2.告诫患者应避免受凉、受寒,注意个人卫生及预防感染,尤其应避免呼吸道感染。

3.告知患者出院后坚持按治疗方案正规口服用药,勿自行减药或停药。

4.学会每天自测尿蛋白并定期到医院复诊。

六、护理评价

1.患者能否积极配合治疗,水肿程度是否减轻或消失。

2.患者能否认识感染与疾病复发及预后的关系,是否能有效预防感染。

3.患者能否正常进食,营养状况有无明显改善。

4.患者有无出现皮肤损害。

5.患者有无出现焦虑等情绪。

6.患者有无出现并发症。

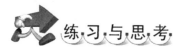 练习与思考

(一)单项选择题

A1 型题

1.肾病综合征最主要的诊断依据是　　　　　　　　　　　　　　　　　　　　(　　)

  A.高度水肿伴胸腹水　　　　　　　　　　B.高脂血症、血浆白蛋白小于 30g/L

  C.尿蛋白>3.0g/d、血浆白蛋白<35g/L　　D.高血压、高脂血症

  E.尿蛋白>3.5g/d、血浆白蛋白<30g/L

2.肾性水肿早期常发生于　　　　　　　　　　　　　　　　　　　　　　　(　　)

  A.眼睑与颜面　　　B.背部　　　　　C.髋部　　　　　D.尾骶部　　　　E.下肢

3.肾病综合征最突出的体征是　　　　　　　　　　　　　　　　　　　　　(　　)

  A.水肿　　　　B.高血压　　　C.乏力、头晕　　D.低蛋白血症　E.晕厥

4.原发性肾病综合征患者首选的治疗药物是　　　　　　　　　　　　　　　(　　)

  A.糖皮质激素　B.环磷酰胺　　C.环孢素　　　　D.甲氨蝶呤　　E.苯丁酸氮芥

5.对肾病综合征患者健康教育指导不妥的是　　　　　　　　　　　　　　　(　　)

  A.合理休息,避免感冒　　　　　　　　B.适度活动,防止血栓形成

  C.保持治疗疾病的信心　　　　　　　　D.自我检测尿蛋白,自行增减药物

  E.有水肿时注意限盐

6.肾病综合征大量蛋白尿是指每天尿蛋白定量大于　　　　　　　　　　　　(　　)

  A.3.0g　　　　B.3.5g　　　　　C.4.0g　　　　D.4.5g　　　　E.5.0g

7.肾病综合征的预后不取决于　　　　　　　　　　　　　　　　　　　　　(　　)

  A.肾小球疾病的病理类型　　B.水肿出现的时间　　　C.药物治疗的个体敏感性

  D.有无复发及感染　　　　　E.治疗方案的合理性

A2 型题

8. 患者,女性,25 岁,患有肾病综合征,出现大量蛋白尿,低蛋白血症,肾病综合征低蛋白血症是指血浆白蛋白低于 （ ）

    A. 10g/L   B. 20g/L   C. 30g/L   D. 35g/L   E. 40g/L

9. 患者,男性,50 岁,半个月前出现明显的全身水肿,晨起面部水肿最突出,去医院就诊,护士给患者做健康指导时,指出肾病综合征患者休息时不妥的是 （ ）

    A. 抬高下肢   B. 绝对卧床休息   C. 保持肢体功能位

    D. 防止受凉及感染   E. 高血压患者要动作缓慢,防止直立性低血压

10. 患者,女性,28 岁,已诊断为肾病综合征,近两日右下肢疼痛、凉、右足背动脉搏动触不清,趾指皮肤发绀,应首先考虑的并发症是 （ ）

    A. 下尿路感染   B. 右下肢静脉血栓   C. 心源性休克

    D. 急性肾衰   E. 右下肢动脉栓塞

11. 患者,男性,慢性肾小球肾炎病史 4 年,目前出现肾病综合征,其分类属于 （ ）

    A. 原发性肾病综合征   B. 继发性肾病综合征   C. 急进性肾病综合征

    D. 隐匿肾病综合征   E. 遗传性肾病综合征

12. 患者,女性,25 岁,原发性肾病综合征,出现不明原因的蛋白尿（＋＋＋）,全身明显水肿,请问造成肾病综合征患者水肿的主要原因是 （ ）

    A. 水、钠潴留   B. 感染   C. 大量饮水

    D. 低蛋白血症   E. 进食大量食盐

13. 患儿,5 岁,因颜面部水肿 2 周,拟诊"肾病综合征"收入住院,现患儿阴囊皮肤薄而透明,水肿明显,应及时做的处理是 （ ）

    A. 用丁字带托起阴囊,并保持干燥   B. 严格限制入水量

    C. 绝对卧床休息   D. 低盐饮食   E. 保持床铺清洁柔软

A3 型题

（14—16 题共用题干）

患者,女性,28 岁,劳累受凉后,水肿 3d,尿少（500mL/d 左右）,血压 150/98mmHg,血红蛋白 60g/L ,胆固醇 7.8mmol/L,尿蛋白（＋＋＋）。

14. 该患者出现哪种情况提示有尿毒症早期征象 （ ）

    A. 黑矇,抽搐   B. 呼吸、脉搏增快   C. 夜间不能平卧

    D. 食欲不振、恶心、呕吐   E. 血压升高、抽搐昏迷

15. 下列哪一项不符合该患者的膳食要求 （ ）

    A. 低热量饮食   B. 优质低蛋白饮食   C. 增加糖的摄入

    D. 低磷饮食   E. 限制钠盐的摄入

16. 如何安排该患者的休息 （ ）

    A. 活动如常,不必限制   B. 加强运动   C. 应增加活动量

    D. 卧床休息   E. 适当休息

(二)填空题

17. 肾病综合征主要表现为_____、_____以及高度水肿和高脂血症。

18.原发性肾病综合征首选的治疗药物是_____。

(三)名词解释

19.肾病综合征

(四)简答题

20.请简述肾病综合征患者的临床表现及主要并发症?

21.请简述肾病综合征患者主要的护理措施?

(吴晓琴)

第六节　慢性肾功能衰竭患者的护理

学习目标

1.掌握慢性肾衰的概念、分期、临床表现、护理措施。

2.熟悉慢性肾衰的治疗。

3.了解慢性肾衰的病因、发病机制。

DAORU QINGJING

导入情景

患者,男性,46岁,2年前劳累后出现双下肢浮肿,尿常规检查蛋白质＋＋＋,诊断为"慢性肾小球肾炎",半月前出现乏力、食欲缺乏。今来医院。

医疗诊断:1.慢性肾功能衰竭;2.肾性高血压。

若你是当班护士,请问:你将如何护理?

慢性肾功能衰竭(chronic renal failure,CRF),简称慢性肾衰,是指各种原因引起肾实质进行性损害,致使肾脏不能维持基本功能而出现的代谢产物潴留、水电解质和酸碱平衡紊乱为主要表现的一种临床综合征。

一、病因和发病机制

(一)病因

1.原发性肾脏疾病　如肾小球肾炎、慢性肾盂肾炎、小管间质性肾病、遗传性肾炎、多囊肾等。

2.继发性肾脏病变　如系统性红斑狼疮性肾炎、糖尿病肾病、高血压肾小动脉硬化症、各种药物和重金属所致的肾脏疾病等。

3.尿路梗阻性肾病　如尿路结石、前列腺肥大等。

(二)发病机制

本病的发病机制尚未完全明了,主要有以下几种学说:

1.慢性肾衰进行性恶化的发生机制

(1)健全肾单位学说 肾实质疾病导致部分肾单位破坏,当肾单位破坏至一定数量时,剩下的"健存"肾单位为了代偿而发生肥大,使肾小球和肾小管的功能增强,以维持机体正常的需要,但随着肾实质的进一步破坏,健存肾单位逐渐减少至无法代偿时,便会出现肾衰竭的症状。

(2)矫枉失衡学说 当机体发生肾衰竭时,就会出现一系列病态现象,机体为了矫正这些现象,需做出相应的调整,在调整过程中,却不可避免地要付出一定的代价,因而发生新的失衡,从而使机体蒙受新的损害。典型例子即磷的代谢:当肾衰出现血磷增高时,机体为了矫正磷的潴留,促使甲状旁腺功能亢进,以促进磷的排泄,这时血磷有所下降,但甲状旁腺亢进却引起新的损害,如广泛的纤维性骨炎、转移性钙化症等。

(3)肾小球高压力、高灌注和高滤过学说 随着肾单位的破坏增加,残余肾单位的代谢废物的排泄负荷增加,代偿性发生肾小球毛细血管的高灌注(血浆流量增高)、高压力(毛细血管跨膜压增高)和高滤过(肾小球滤过率升高),导致肾小球毛细血管壁损伤,系膜区大分子物质沉积加重,肾小球进行性损伤。

(4)肾小管高代谢学说 残余肾单位的肾小管,尤其是近端肾小管的代谢亢进,致氧自由基产生增多,引起肾小管损害、小管间质炎症、增生和肾单位功能丧失。

(5)其他 慢性肾衰竭的发生与脂类代谢紊乱、肾内凝血异常、细胞因子和多肽生长因子等亦有密切关系。

2.尿毒症各种症状的发生机制 尿毒症各种症状的发生与水电解质、酸碱平衡失调,尿毒症毒素,肾的内分泌功能障碍等有关。

(三)分期

慢性肾功能衰竭可分为 4 个阶段:肾功能代偿期、肾功能失代偿期、肾功能衰竭期(尿毒症前期)和尿毒症期(见表 2-1)。

表 2-1 慢性肾功能衰竭分期

分期	肌酐清除率(Ccr)(mL/min)	血肌酐(Scr)		临床症状
		(μmol/L)	(mg/dl)	
肾功能代偿期	50～80	133～177	1.5～2.0	无症状
肾功能失代偿期	20～50	186～442	2.1～5.0	症状轻:贫血、乏力、夜尿增多等
肾功能衰竭期	10～25	451～707	5.1～7.9	症状明显:恶心、呕吐、贫血、夜尿增多等;出现水电解质、酸碱平衡紊乱
尿毒症期	<10	≥707	≥8.0	症状重:恶心、呕吐、贫血、神经系统症状等;水电解质、酸碱平衡紊乱进一步加重

二、护理评估

(一)健康史

慢性肾衰竭的患者一般有多年的慢性肾脏疾病病史,详细评估患者的患病经过、既往治疗及用药情况；评估患者有无出现恶心、呕吐、消化道出血、头晕、胸闷、气促、皮肤瘙痒、下肢水肿、少尿等表现。

（二）身体状况

1. 水、电解质和酸碱平衡失调　可出现"三个可高可低，二高一低，一酸"，即高钾或低钾血症、高钠或低钠血症、水肿或脱水、高磷血症、高镁血症、低钙血症、代谢性酸中毒等。

2. 胃肠道表现　食欲不振是最常见和最早期的表现。此外，恶心、呕吐、腹胀、腹泻、舌和口腔黏膜溃疡也很常见，严重者可发生上消化道出血，主要与胃黏膜糜烂有关。

3. 心血管系统表现

（1）高血压　高血压主要是由于水钠潴留引起，也与肾素活性增高有关。高血压可引起左心室肥厚扩大、心力衰竭、动脉硬化并加重肾损害，个别可发展为恶性高血压。

（2）心力衰竭　是慢性肾功能衰竭患者常见的死亡原因之一。其发生大多与水钠潴留、高血压有关，部分亦与尿毒症性心肌病有关。

（3）心包炎　可分为尿毒症性心包炎或透析相关性心包炎，后者主要见于透析不充分者。严重者可发生心脏压塞。

（4）动脉粥样硬化　常有高甘油三酯血症及轻度胆固醇升高，动脉粥样硬化发展迅速，也是主要的死亡原因之一。

4. 呼吸系统症状　可出现尿毒症性支气管炎、肺炎、胸膜炎等表现。若发生酸中毒，可表现为深而长的呼吸。晚期患者呼出的气体伴有尿臭味。

5. 血液系统表现

（1）贫血　是尿毒症患者必有的症状，多为正细胞、正色素性贫血。导致贫血的原因包括：肾脏促红细胞生成素（EPO）生成减少、铁摄入不足、各种原因造成的急慢性失血、体内叶酸和蛋白质缺乏、血中存在抑制血细胞生成的物质以及红细胞寿命缩短等。

（2）出血倾向　常表现为皮下出血、鼻出血、月经过多等。出血倾向与外周血小板破坏增多、血小板聚集与黏附力下降以及凝血因子减少等有关。

（3）白细胞异常　部分患者可有白细胞计数减少，中性粒细胞趋化、吞噬和杀菌的能力减弱，易发生感染。

6. 神经、肌肉系统表现　神经系统异常包括中枢和外周神经病变。中枢神经系统异常称为尿毒症脑病，早期表现疲乏、失眠、注意力不集中等精神症状，后期可出现性格改变、抑郁、记忆力下降、谵妄、幻觉、昏迷等。外周神经病变多见于晚期患者，可出现肢体麻木、感觉异常，深反射消失。终末期尿毒症患者常可出现肌无力和肌肉萎缩等。

7. 皮肤表现　常有皮肤瘙痒，面色深而萎黄，轻度浮肿，呈"尿毒症"面容。与贫血、尿素霜的沉积等有关。

8. 肾性骨营养不良症　简称肾性骨病，可出现纤维性骨炎、尿毒症骨软化症、骨质疏松症和骨硬化症，但有症状者少见，早期诊断主要靠骨活组织检查。与活性维生素 D_3 不足、继发性甲状旁腺功能亢进等有关。

9. 内分泌失调　肾衰时可出现多种内分泌紊乱，如女性闭经、不孕，男性阳痿、不育等。

10. 感染与机体免疫功能低下、白细胞功能异常等有关　最常见为肺部感染和尿路感染，而血透患者易发生动静脉瘘感染以及肝炎病毒感染等。感染为患者主要死因之一。

11. 代谢失调　可有体温过低、碳水化合物代谢异常、高尿酸血症和脂代谢异常等。

(三)辅助检查

1. 血常规检查　红细胞计数下降,血红蛋白浓度降低,白细胞计数可升高或降低。

2. 尿液检查　夜尿增多,尿渗透压下降。尿沉渣检查中可见红细胞、白细胞、颗粒管型和蜡样管型。

3. 肾功能检查　内生肌酐清除率降低,血肌酐、血尿素氮水平增高。

4. 血生化检查　血浆清蛋白降低,血钾和血钠可增高或降低,血磷增高、血镁增高、血钙降低、代谢性酸中毒等。

5. B 超或 X 线平片　双肾缩小。

(四)心理-社会状况

慢性肾衰竭患者的预后不佳,治疗费用又较昂贵,患者及其家属心理压力较大,会出现各种情绪反应,如抑郁、恐惧、绝望等。护理人员应细心观察,以便及时了解患者及其家属的心理变化。评估患者的社会支持情况,如经济状况等。

(五)处理原则

1. 治疗原发病,纠正加重慢性肾衰竭的因素　纠正某些可逆因素,如水电解质紊乱、感染、尿路梗阻、心力衰竭等,保护残存肾功能。

2. 延缓慢性肾衰竭的发展

(1)饮食治疗　饮食控制可以缓解尿毒症症状,延缓"健存"肾单位的破坏速度,个体化给予低蛋白饮食。

(2)应用必需氨基酸　适当地应用必需氨基酸可使尿毒症患者维持较好的营养状态,避免负氮平衡,并有助于减轻尿毒症症状。

(3)控制高血压　控制高血压对延缓肾功能衰竭具有十分重要的意义。首选药物为血管紧张素Ⅱ抑制剂,包括血管紧张素转换酶抑制剂(ACEI)和血管紧张素Ⅱ受体拮抗剂(ARB),既可降压,又可降低肾小球内压,减轻蛋白尿。血管紧张素Ⅱ抑制剂使用愈早,时间愈长,疗效愈明显。

(4)中医药治疗　在西医治疗基础上,进行中医辨证施治,加用冬虫夏草、川芎等中药,有一定疗效。

(5)其他　高脂血症者降血脂,可用他汀类药物等。高尿酸血症通常无需治疗,但若有痛风,则可口服别嘌醇。

3. 并发症的治疗

(1)水、电解质和酸碱平衡失调

①钠、水平衡失调:有水肿者,应限制盐和水的摄入。若水肿较重,可使用利尿剂(如呋塞米)。已透析者,应加强超滤。若水肿伴稀释性低钠血症,应严格限制摄水量,每天入量以前一天的尿量加 500mL 为宜。如果水钠平衡严重失调致病情危重,可选用透析治疗。

②高血钾症:尿毒症患者易发生高钾血症,应定期监测血钾。当血钾超过 6.5mmol/L、心电图表现异常变化时,应予紧急处理:予 10% 葡萄糖酸钙 10～20mL,稀释后缓慢静注(不少于 5min);5%NaHCO₃ 静滴,纠正酸中毒并同时促使钾离子向细胞内移动;50% 葡萄糖液50mL 加普通胰岛素 10U 缓慢静注;钠型离子交换树脂 15～30g 口服,每天 3 次。以上措

无效时,选用透析治疗。

③代谢性酸中毒:一般可通过口服 $NaHCO_3$ 纠正,严重者静脉补碱。若经过积极补碱仍不能纠正,应及时透析治疗。

④钙、磷代谢失调:一般进餐时口服碳酸钙 2g,每天 3 次,既可供给机体钙,又可减少肠道内磷的吸收,同时还有利于纠正酸中毒。若血磷正常、血钙过低,可口服葡萄糖酸钙。若血磷正常、血钙过低、继发性甲状旁腺功能亢进明显者,给予骨化三醇口服,有助于纠正低钙血症。

(2)心血管系统并发症

①尿毒症心包炎:透析可改善心包炎的症状,当出现心脏压塞时,应紧急切开心包引流。

②心力衰竭:限制水和钠的摄入、使用利尿剂、洋地黄类、血管扩张剂等,但疗效较差。肾衰竭并发心力衰竭主要是由于水钠潴留所致,可用透析疗法脱水。

(3)呼吸系统并发症　尿毒症肺炎可用透析疗法,能迅速获得疗效。

(4)血液系统并发症　主要是治疗贫血,常用重组人类促红细胞生成素(rHuEPO),疗效显著,应注意同时补充造血原料,如铁、叶酸等,也可小量多次输血。治疗目标为血红蛋白达 110~120g/L。

(5)感染　根据细菌培养和药物敏感试验合理选择无肾毒性或肾毒性低的抗菌药物治疗,并按肾小球滤过率来调整药物剂量。一般常选用青霉素类、头孢类等,不用或少用氨基糖苷类抗生素。

(6)神经-精神和肌肉系统症状　充分透析可改善神经—精神和肌肉系统症状,肾移植成功后,外周神经症状可显著改善。骨化三醇和加强营养补充可改善部分患者肌肉的症状。

(7)其他　皮肤瘙痒者可外用乳化油剂或炉甘石洗剂涂抹,此外,口服抗组胺药、控制磷的摄入、强化透析及甲状旁腺切除术对部分患者皮肤症状有效。

4.替代治疗

(1)透析疗法　可替代肾的排泄功能,但无法替代其内分泌和代谢功能。血液透析和腹膜透析各有优缺点,可根据患者具体病情选用。

(2)肾移植　同种异体肾移植是目前治疗终末期肾衰竭最有效的方法。

三、常见护理诊断/问题

1.营养失调:低于机体需要量　与长期限制蛋白质摄入、消化吸收功能紊乱等因素有关。

2.潜在并发症　水、电解质、酸碱平衡失调。

3.有皮肤完整性受损的危险　与体液过多致皮肤水肿、瘙痒、凝血机制异常、机体抵抗力下降等有关。

4.活动无耐力　与心血管并发症、贫血等有关。

5.有感染的危险　与机体免疫功能低下、白细胞功能异常、透析等有关。

四、护理目标

1.患者能保持足够的营养物质的摄入,营养状况有所改善。

2.患者能保持机体水、电解质、酸碱平衡。

3.患者皮肤完整。

4.患者活动耐力增强。

5.患者不发生感染。

五、护理措施

(一)病情观察

注意神志和精神状态的变化;监测生命体征,特别是血压的波动情况;定期监测患者的体重变化、血尿素氮、血肌酐、血红蛋白水平等,以了解其肾功能损害情况和营养状况;准确记录 24h 出入量;注意观察贫血、出血倾向、呼吸困难、心率加快等,及时发现并发症。

(二)一般护理

保证休息和睡眠,适当运动,避免劳累。休息与活动的量视病情而定:①病情较重或心力衰竭者,应绝对卧床休息,并提供安静的休息环境,协助患者做好各项生活护理。②能起床活动的患者,应鼓励其适当活动,如室内散步、在力所能及的情况下自理生活等,但应避免劳累和受凉。活动时要有人陪伴,以不出现心慌、气喘、疲乏为宜。一旦有不适症状,应暂停活动,卧床休息。③贫血严重者应卧床休息,坐起、下床时动作宜缓慢,以免发生头晕。有出血倾向者活动时应注意安全,避免受损伤。④对长期卧床患者应鼓励其深呼吸和有效咳嗽,防止发生坠积性肺炎,同时协助其定时翻身,防止发生压疮。

(三)饮食护理

饮食治疗在慢性肾衰竭的治疗中具有重要的意义,因为合理的营养膳食调配不仅能减少体内氮代谢产物的积聚及体内蛋白质的分解,以维持氮平衡,而且还能在维持营养、增强机体抵抗力、减缓病情发展及延长生命等方面发挥其独特的作用。饮食原则是高热量、低蛋白、低磷及高必需氨基酸为主。

1.蛋白质　根据患者的肾小球滤过率(GFR)来调整蛋白质的摄入量。当 GFR $\geqslant$ 60mL/(min·1.73m^2)时,摄入量为 0.8g/(kg·d);GFR$<$60mL/(min·1.73m^2)时,摄入量为 0.6g/(kg·d);GFR$<$25mL/(min·1.73m^2)时,摄入量为 0.4g/(kg·d)。血液透析患者蛋白质摄入量为 1.0~1.2g/(kg·d);腹膜透析患者蛋白质摄入量为 1.2~1.3g/(kg·d)。饮食中 50%以上的蛋白质应富含必需氨基酸,如鸡蛋、牛奶、鲜肉等。尽量少食植物蛋白,如花生、豆类及其制品,因其含非必需氨基酸多。米、面中所含的植物蛋白也要设法去除。

2.热量　供给患者足够的热量,以减少体内蛋白质的消耗。每天供应的热量为 126~147kJ/kg(30~35kcal/kg),并主要由碳水化合物供给。

3.磷　给予低磷饮食,少吃动物内脏。摄取过多,会导致血清中钙、磷乘积过高,有沉淀于体内软组织的危险。

4.其他　避免摄取含钾高的食物,如白菜、萝卜、桃、梨、西瓜等。提供符合患者口味的色、香、味俱全的食物,少量多餐。

(四)用药护理

必需氨基酸(essenti alamino acid,EAA)疗法主要用于低蛋白饮食的肾衰患者和蛋白质营养不良问题难以解决的患者。以 8 种必需氨基酸配合低蛋白高热量饮食治疗尿毒症,可使患者达到正氮平衡,改善症状。必需氨基酸有口服制剂和静滴剂,能口服者口服为宜。

静脉输入应减慢速度,注意有无恶心、呕吐等不良反应,勿在氨基酸内加入其他药物,否则可能会引起不良反应。

(五)皮肤护理

1.评估皮肤的颜色、弹性、温湿度及有无水肿、瘙痒,检查受压部位有无发红、水疱、感染及脱屑等。

2.避免皮肤过于干燥,每日可用温水或中性肥皂清洗皮肤,并在洗后涂上润肤剂。必要时,按医嘱给予抗组胺类药物和止痒剂,如炉甘石洗剂等。指导患者修剪指甲,以防抓破皮肤,造成感染。如患者有水肿,应指导抬高水肿部位,且每2h改变体位1次。

(六)预防感染

1.注意患者有无体温升高、寒战、疲乏无力、咳嗽、咳脓性痰、尿路刺激征、白细胞计数增高等。及时留取各种标本如痰液、尿液、血液等送检。

2.采取切实可行的措施,预防感染的发生。具体措施如下:①最好将患者安置在单人房间,病室定期通风并作空气消毒。②严格无菌操作,避免不必要检查。③做好口腔护理及会阴部皮肤护理。卧床患者定期翻身,指导其有效咳痰。④教导患者尽量避免去公共场所。⑤接受血液透析的患者,其乙型和丙型肝炎的发生率明显高于正常人群,应尽早进行乙肝疫苗的接种,并减少血液制品输注。

3.遵医嘱合理使用无肾毒性或肾毒性低的抗菌药物。

(七)健康指导

1.疾病知识指导　向患者及其家属讲解慢性肾功能衰竭的相关疾病知识,坚持积极治疗,消除或避免加重病情的各种因素,延缓病情进展,提高生存质量。

2.合理饮食,维持营养　强调合理饮食对治疗本病的重要性,严格遵从治疗饮食的原则,尤其是蛋白质的合理摄入和水钠限制,强调保证足够热量供给的重要性,教会其选择适合自己病情的食物品种及数量。有高血钾症时,应限制含钾高的食物。

3.维持液体出入量平衡　指导患者准确记录24h液体出入量,并根据病情合理控制水钠的摄取,指导患者自我监测血压。若血压升高、水肿和少尿时,应严格限制水钠摄入。

4.预防感染　根据病情适当活动,以增强机体的抵抗力,但需避免劳累,做好防寒保暖。注意个人卫生;注意室内空气清洁,经常开窗通风,但避免对流风。避免与呼吸道感染者接触,尽量避免去公共场所,指导患者监测体温变化,及时发现感染征象并及时就诊。

5.治疗指导与定期随访　遵医嘱用药,避免使用肾毒性药物。注意保护和有计划地使用血管,尽量保留前臂、肘等部位的大静脉,以备用于血透治疗。已行血液透析者应指导其保护好动静脉瘘管,腹膜透析者应保护好腹膜透析管道。

六、护理评价

1.营养状况是否有所改善。

2.是否保持机体水、电解质、酸碱平衡。

3.皮肤是否完整。

4.活动耐力有无增强。

5.有无发生感染。

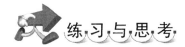练·习·与·思·考·

(一)单项选择题

A1 型题

1. 尿毒症最早出现的症状是　　　　　　　　　　　　　　　　　　　　　　（　　）

   A. 厌食、恶心、呕吐　　　B. 嗜睡、定向力障碍　　　C. 咳嗽、胸痛

   D. 皮肤黏膜出血　　　　E. 血压升高

2. 慢性肾功能衰竭患者的护理,下列哪项正确　　　　　　　　　　　　　　（　　）

   A. 大量补液　　　　　　B. 摄入含钾食物　　　　C. 禁用库存血

   D. 及时补充钾盐　　　　E. 加强蛋白质摄入

3. 尿毒症患者发生肾性骨病的主要原因是　　　　　　　　　　　　　　　　（　　）

   A. 代谢紊乱　　　　　　　　B. 贫血　　　　　　C. 尿钙排泄增多

   D. 继发性甲状旁腺功能亢进　E. 长期厌食和腹泻

4. 尿毒症终末期患者发生高血钾症,其原因不包括　　　　　　　　　　　　（　　）

   A. 进食水果、肉类多　　B. 尿量少　　　　　　C. 使用保钾利尿药

   D. 呕吐、腹泻　　　　　E. 输入库存血

5. 预防肾衰竭患者感染的措施不包括　　　　　　　　　　　　　　　　　　（　　）

   A. 病室内定时通风消毒

   B. 加强营养,提高机体抵抗力

   C. 告知患者经常去密集的公共场所走走,以便放松心情

   D. 皮肤瘙痒时避免挠抓,防止破溃感染

   E. 注意口腔及会阴部皮肤的卫生

6. 尿毒症患者的护理目标不包括　　　　　　　　　　　　　　　　　　　　（　　）

   A. 改善营养状况,保证能量的供给　B. 水肿减轻或消退　　　C. 活动耐力增加

   D. 透析治疗有效　　　　　　　　E. 住院期间不发生感染

7. 我国较常见的慢性肾衰竭病因不包括　　　　　　　　　　　　　　　　　（　　）

   A. 原发性慢性肾小球肾炎　　B. 梗阻性肾病　　　　　C. 糖尿病肾病

   D. 创伤性肾病　　　　　　　E. 多囊肾

A2 型题

8. 患者,女性,50 岁,患慢性肾小球肾炎 20 年,近来精神萎靡、食欲差,24h 尿量 80mL,

   下腹部空虚,无胀痛,请评估该患者的排尿形态为　　　　　　　　　　　（　　）

   A. 尿潴留　　B. 尿失禁　　C. 少尿　　　D. 无尿　　　E. 排尿正常

9. 患者,男性,55 岁,近 1 个月来厌食,皮肤瘙痒,诊断为慢性肾衰竭尿毒症期。护士对

   其皮肤瘙痒的护理措施错误的是　　　　　　　　　　　　　　　　　　（　　）

   A. 用温水擦洗皮肤　　B. 洗澡后涂抹润肤霜　　　C. 用碱性肥皂彻底清洗皮肤

   D. 嘱患者勤换内衣　　E. 患者尤其要注意水中皮肤护理

10.某尿毒症患者,内生肌酐清除率 25mL/min,请问护理慢性肾衰竭患者,最主要的是
　　　　　　　　　　　　　　　　　　　　　　　　　　　　　　　　　　(　)
　　A.合理膳食　　B.卧床休息　　C.预防感染　　D.皮肤护理　　E.每天记录出入液量

11.患者,男性,67 岁,慢性肾衰竭病史,当病情累及心脏血管系统时,其心脏血管系统
　　损害的表现没有　　　　　　　　　　　　　　　　　　　　　　　　(　)
　　A.高血压　　B.低血压　　C.动脉粥样硬化　　D.尿毒症性心包炎　　E.心力衰竭

12.慢性肾衰竭患者酸中毒,给予 5%碳酸氢钠纠酸,却出现了手足抽搐,应给予的处理
　　是　　　　　　　　　　　　　　　　　　　　　　　　　　　　　(　)
　　A.立即停止纠正酸中毒　　　　　　B.加快纠正酸速度　　　　　C.立即静脉补钙
　　D.一过性手足抽搐,不需处理　　　E.立即注射地西泮

13.患者,男性,68 岁,尿毒症患者,出现厌食、恶心、呕吐和腹泻的最主要原因是　(　)
　　A.严重贫血　　　　　　　B.高磷低钙　　　　　　　C.水钠潴留
　　D.低蛋白血症　　　　　　E.氮质代谢产物经消化道排出

14.患者,女性,39 岁,因尿毒症入院治疗,患者最具有特征性的表现是　　　(　)
　　A.厌食与呕吐　　　　　B.呼气有尿素臭味　　　　C.水肿
　　D.呼吸深而大　　　　　E.贫血

15.患者,男性,57 岁,慢性肾衰病史,治疗中出现高钾血症,下列处理不妥的是　(　)
　　A.50%NaHCO₃ 静脉滴注
　　B.葡萄糖液及胰岛素静脉滴注
　　C.口服钠型离子交换树脂
　　D.10%葡萄糖酸钙缓慢静脉推注
　　E.血液透析疗法

16.患者,女性,49 岁,慢性肾功能衰竭,头晕,嗜睡,定向力障碍,检查:内生肌酐清除率
　　25mL/min,且伴有消化道等各系统症状,应给予下列哪种饮食为宜　　　(　)
　　A.高蛋白、高热量、高维生素
　　B.高热量、高糖、高维生素
　　C.高热量、低钙、低蛋白
　　D.高维生素、高热量、优质低蛋白
　　E.高磷食物,如动物脑、内脏

17.患者,女性,60 岁,一个月前自觉恶心,疲乏无力,头晕,门诊入院,查体:BP 110/
　　70mmHg,24h 尿量 400mL,尿素氮明显升高,诊断慢性肾衰竭,请问促使肾功能不
　　同程度恢复的关键是　　　　　　　　　　　　　　　　　　　　　(　)
　　A.纠正水、电解质和酸碱平衡失调　　B.血液透析　C.积极治疗原发病
　　D.进行肾移植　　　　　　　　　　　E.给予高营养食品

18.患者,男性,49 岁,慢性肾功能衰竭伴贫血,请问治疗此患者肾性贫血疗效最为显著
　　的是　　　　　　　　　　　　　　　　　　　　　　　　　　　　(　)
　　A.促红细胞生成素　　B.补铁　　　C.补充叶酸　　D.小量多次输血　　E.雄性激素

19. 患者,男性,50岁,慢性肾衰竭患者,住院时出现四肢肌无力、肠胀气、心律不齐,应考虑出现　　　　　　　　　　　　　　　　　　　　　　　　　　　(　　)

　　A. 高血钾　　　B. 低血钾　　　C. 低血钙　　　D. 高血钙　　　E. 高血磷

20. 患者,男性,70岁,慢性肾功能衰竭合并肾性骨病、肾性高血压。推测其电解质检查结果特点可能为　　　　　　　　　　　　　　　　　　　　　　　　　(　　)

　　A. 正常血钙、血磷　　　B. 低血钙、高血磷　　　C. 低血钙、低血磷

　　D. 高血钙、高血磷　　　E. 高血钙、低血磷

(二)填空题

21. 慢性肾衰竭患者最早出现的症状是_____。

22. 慢性肾衰竭患者最常见的病因是_____。

23. 根据肾功能损害的程度,慢性肾功能衰竭可分为_____、_____、_____、_____四个阶段。

(三)名词解释

24. 慢性肾功能衰竭

(四)简答题

25. 慢性肾衰竭患者应如何进行饮食护理?

26. 如何对慢性肾衰竭患者做健康宣教?

(吴晓琴)

第七节　泌尿系结石患者的护理

★ 学习目标

1. 掌握泌尿系结石(肾、输尿管、膀胱、尿道)的护理,包括健康教育。

2. 熟悉泌尿系结石(肾、输尿管、膀胱、尿道)的临床表现及治疗原则。

3. 了解泌尿系结石(肾、输尿管、膀胱、尿道)的病理。

4. 能评估泌尿系结石(肾、输尿管、膀胱、尿道)患者的病情变化,及时发现并发症并采取护理措施,能对患者进行正确的健康指导。

DAORU QINGJING

导入情景

　　王女士,29岁,因右侧腰腹部阵发性疼痛伴恶心、呕吐1周,以右侧输尿管上段结石并轻度右肾积水收入院。

　　若你是当班护士,请问:

　　1. 你将如何对患者展开整体护理?

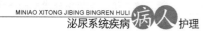

2.你将如何运用专业知识对患者进行健康教育？

尿路结石(urolithiasis)又称尿石症，是泌尿外科常见的疾病之一。近年来，我国泌尿系结石的发病率有增长趋势，是世界上三大结石高发区之一。尿石症包括肾结石、输尿管结石、膀胱结石及尿道结石。按尿路结石所在部位基本分为上尿路结石和下尿路结石。临床以上尿路结石多见，上尿路结石包括肾脏和输尿管结石，各占所有结石的40%左右；下尿路结石中，膀胱结石约占所有结石的17%，尿道结石约占3%。

一、病因

尿路结石的病因较为复杂，许多因素可影响尿路结石的形成，其中尿中形成结石晶体的盐类呈超饱和状态、抑制晶体形成物质不足和核基质的存在是形成结石的主要因素。上尿路结石和下尿路结石的形成机制、病因、结石成分和流行病学有显著差异。结石成分有草酸钙、磷酸钙和磷酸镁铵、尿酸、胱氨酸等。上尿路结石以草酸钙结石多见，膀胱结石和尿道结石以磷酸镁铵结石多见。

1.流行病学因素 包括年龄、性别、职业、饮食成分和结构、水摄入量、气候、代谢和遗传性疾病等。尿石症以25~40岁多见，男性高峰年龄为35岁，女性为30岁及55岁。男性多于女性，约3：1。某些人群中，如高温作业的人、飞行员、海员、外科医生、办公室工作人员等发病率较高。饮食中动物蛋白过多、精制糖多、纤维少者，上尿路结石发病多。原发性膀胱结石多见于男孩，与营养不良和低蛋白饮食有关。热带、干燥地区或水质中含钙高，会增加尿结石的形成。

2.尿液因素 ①尿液中形成结石的物质增加：尿液中钙、草酸或尿酸量增加。如长期卧床使骨质脱钙；甲状旁腺功能亢进使尿钙增加；痛风患者、使用抗结核药物和抗肿瘤药物使尿中尿酸增加；服用维生素过多，草酸过多。②尿pH：磷酸钙和磷酸镁铵结石易在碱性尿液中形成，尿酸结石和胱氨酸结石易在酸性尿液中形成。③尿液浓缩：尿量减少、尿液浓缩时，尿中盐类和有机物质的浓度相对增高。④抑制晶体形成的物质不足：尿液中枸橼酸、焦磷酸盐、酸性黏多糖、肾钙素、某些微量元素等可抑制晶体形成和聚集，这些物质含量减少时可促进结石形成。

3.泌尿系统局部因素 ①尿液淤滞：由于机械性因素导致的尿路梗阻、尿动力学改变、肾下垂等原因均可引起尿液的淤滞，促进结石的形成。②尿路感染：泌尿系统感染时，细菌、坏死组织、脓块等均可成为结石的核心，尤其与磷酸镁铵和硫酸钙结石的形成有关。③尿路异物：长期留置尿管、小线头等可成为结石的核心而逐渐形成结石。

二、病理生理

尿路结石通常在肾和膀胱内形成，在排出过程中可停留在输尿管和尿道。如肾结石可至肾盂和肾盏，输尿管结石常停留或嵌顿在输尿管的三个生理狭窄处，即肾盂输尿管连接处、输尿管跨越髂血管处和输尿管膀胱连接处，尤以输尿管下1/3处最多见；尿道结石常停留在前尿道膨大部位。尿路结石所致的病理生理改变与结石部位、大小、数目、是否有继发性炎症和梗阻的程度等因素有关。

泌尿系各部位的结石都能造成梗阻,致结石以上部位积水。结石引起的梗阻大部分属不全梗阻,双侧完全梗阻时可造成无尿。较大的结石或表面粗糙的结石可损伤尿路黏膜,损伤后易合并感染。如肾盂输尿管连接处和输尿管结石梗阻时,肾的感染易发展为肾积脓;尿道结石合并感染常有排尿困难、脓尿、尿道口出血或脓性分泌物,甚至导致尿道周围脓肿,脓肿破溃后形成尿道瘘。此外,肾盂和膀胱黏膜可因结石长期慢性刺激而发生恶变。

结石引起损伤、梗阻、感染,梗阻与感染也可使结石增大,三者互为因果,加重泌尿系损害。

三、护理评估

(一)健康史

了解患者的年龄、职业、生活环境、饮食和饮水习惯、特殊爱好、疼痛性质,有无血尿、排尿困难、膀胱刺激征和尿路感染表现。了解患者的既往史和家族史;有无泌尿系梗阻、感染和异物史,有无甲状腺功能亢进、痛风、肾小管酸中毒、长期卧床病史。了解止痛药物、钙剂等药物的应用情况。

(二)身体状况

1. 肾、输尿管结石　①疼痛:为最突出的症状,肾结石表现为肾区疼痛伴肋脊角叩击痛,肾盂结石或肾盏结石表现为上腹或腰部钝痛,输尿管结石可表现为肾绞痛,还可放射至同侧中下腹部、外生殖器或腹股沟。②血尿:表现为肉眼血尿或镜下血尿,常出现在活动或疼痛后,当结石固定不动或引起尿路完全性梗阻时,可不出现血尿。③恶心、呕吐:由于肠与输尿管有共同的神经支配,当输尿管结石导致尿路完全梗阻时,输尿管管腔内压力升高、管壁痉挛而引起恶心、呕吐。④输尿管膀胱壁段结石或结石伴发感染时,可引起膀胱刺激征。⑤并发症:合并急性肾盂肾炎时,可出现畏寒、高热等全身症状;合并肾积水时,可扪及肿大的肾;合并双侧尿路完全性梗阻时,可出现无尿,引起尿毒症。

2. 膀胱结石　表现为排尿突然中断,伴排尿困难和膀胱刺激征,改变体位后疼痛可缓解,能继续排尿。

3. 尿道结石　表现为排尿困难、尿痛、点滴状排尿,严重者可发生急性尿潴留。

(三)辅助检查

包括实验室、影像学和有关手术耐受性方面的检查,了解结石情况及其对尿路的影响,判断总肾功能和分肾功能。

(四)心理-社会状况

结石复发率高;肾、输尿管结石梗阻可引起肾功能进行性衰退,特别是双肾结石,最终可发展为尿毒症。此类患者对疾病的预后有很多担忧,希望能经过非手术办法使结石排出。体外冲击波碎石技术在临床的应用,拓宽了治疗的范围,但治疗的周期较长,有时疗效不明显,患者可能产生焦躁心理,故应了解患者及其家属对相关知识的掌握程度和对治疗的期望。

(五)处理原则

去除病因。根据结石的大小、数目、部位、肾功能和全身情况及有无并发症制订治疗方案。

1. 非手术治疗 适用于结石直径<0.6cm、表面光滑、无尿路梗阻、无感染,纯尿酸或胱氨酸结石的患者。90%的表面光滑、直径<0.4cm的结石,可自行排出。

(1)大量饮水 每日饮水 1000～4000mL。保持每日尿量>2000mL。大量饮水配合利尿解痉药物有利于小结石的排出;有助于稀释尿液、减少晶体沉积,起到内冲刷作用,可延缓结石的增长和术后结石的复发。合并感染时,尿量多可促进引流,有利于感染的控制。

(2)加强运动 选择跳跃性运动可促进结石的排出,如跳绳、爬楼梯。

(3)调整饮食 根据结石的成分、生活习惯及条件适当调整饮食,起到延缓结石增长速度、术后减少复发的作用。

(4)药物治疗

①调节尿 pH:口服枸橼酸钾、碳酸氢钠等碱化尿液可治疗与尿酸和胱氨酸相关的结石。口服氯化铵时尿液酸化,有助于防止磷酸钙及磷酸镁铵结石的生长。

②调节代谢的药物:别嘌呤可降低血和尿的尿酸含量,D 青霉铵、a 丙酰甘氨酸、乙酰半胱铵酸有降低尿胱铵酸及溶石的作用。

③解痉止痛:主要治疗肾绞痛。常用药物有阿托品、哌替啶。此外,局部热敷、针刺、应用钙离子阻滞剂、吲哚美辛、黄体酮等也可缓解肾绞痛。

④抗感染:根据尿培养及药物敏感试验选用合适的抗菌药控制感染。

⑤中医中药:如通过中草药解痉、止痛、利水,促进小结石排出。有此功效的中药有金钱草、石苇、滑石、车前子、鸡内金、木通、瞿麦等。

(5)体外冲击波碎石(extracorporeal shock wave lithotripsy, ESWL) 在 X 线、B 超定位下,将冲击波聚焦后作用于结石使之粉碎,然后随尿流排出。此法最适宜于结石直径<2cm、结石以下输尿管通畅、肾功能良好、未发生感染的上尿路结石患者。必要时可重复治疗,但再次治疗间隔时间不少于 7d。伴有结石远端梗阻、严重心脑血管病、急性尿路感染、出血性疾病、妊娠者不宜使用此法。

2. 手术治疗

(1)非开放手术

①输尿管镜取石或碎石术:适用于因肥胖、结石梗阻、停留时间长而不能用 ESWL 的中、下段输尿管结石者。

②经皮肾镜取石或碎石术(percutaneous nephrolithotomy, PCNL):适用于直径>2.5cm的肾盂结石及下肾盏结石,此法可与 ESWL 联合应用治疗复杂性肾结石。

③腹腔镜输尿管取石:适用于直径>2cm 的输尿管结石,原采用开放手术,或经 ESWL、输尿管镜手术失败者。

④其他:经膀胱镜机械、液化效应、超声或弹道气压碎石、取石。前尿道结石可在麻醉下、注入无菌液态石蜡,压迫结石近端尿道并轻轻向远端推挤、钩取和钳出结石;后尿道结石,在麻醉下用尿道探条将结石轻轻推入膀胱,再按膀胱结石处理。

(2)开放手术 适用于结石远端存在梗阻、部分泌尿系统畸形、结石嵌顿紧密、既往非手术治疗失败、肾积水感染严重或病肾无功能等尿路结石患者。手术方式有输尿管切开取石术、肾盂切开取石术或肾窦内肾盂切开取石术、肾部分切除术、肾切除术、耻骨上膀胱切开取石等。

四、常见护理诊断/问题

1. 疼痛　与结石刺激引起的炎症、损伤及平滑肌痉挛有关。

2. 排尿形态异常　与结石、血块引起的尿路梗阻有关。

3. 血尿　与结石损伤黏膜有关。

五、护理目标

1. 患者自诉疼痛减轻,舒适感增强。

2. 患者恢复正常的排尿功能。

3. 患者血尿症状缓解。

六、护理措施

(一)缓解疼痛

1. 观察　密切观察患者疼痛的部位、性质、程度、伴随症状有无变化及生命体征的关系。

2. 休息　发作期患者应卧床休息。

3. 镇痛　指导患者采用分散注意力、深呼吸等非药物性方法缓解疼痛,不能缓解时,遵医嘱应用解痉镇静药物。

(二)保持尿路通畅和促进正常排尿

1. 多饮水、多活动　鼓励非手术治疗的患者大量饮水,在病情允许的情况下。适当做一些跳跃或其他体育活动,以促进结石排出。ESWL 后以及手术治疗后患者均可出现血尿,嘱患者多饮水,以免形成血块堵塞尿路。

2. 体位　结石位于中肾盏、肾盂、输尿管上段者,碎石后取头高脚底位,上半身抬高;结石位于肾下盏者碎石后取头低位。左肾结石取右侧卧位,右肾结石取左侧卧位,同时叩击肾区,利于碎石由肾盏进入输尿管。巨大肾结石碎石后可因短时间内大量碎石突然填充输尿管发生堵塞,引起"石街"和继发感染,严重者引起肾功能改变;因此,碎石后因采取患侧卧位,以利于结石随尿液逐渐排出。非开放性手术的患者经内镜钳夹碎石后,也应适当变换体位,增加排石。

3. 观察排石效果　观察尿液内是否由结石排出,每次排尿于玻璃瓶内或金属盆内,可看到或听到结石的排出。用纱布过滤尿液,收集结石碎渣作成分分析;定期摄腹部平片观察结石排出情况。

(三)血尿的护理

1. 止血　遵医嘱应用止血药物。

2. 加强观察　注意患者生命体征、尿液颜色和性质的变化,及尿液检查结果。

3. 饮水　鼓励患者多饮水,可起到内冲洗的目的。

(四)健康指导

1. 饮水　以增加尿液,稀释尿液,可减少尿中晶体沉积。成人保持每日尿量在 2000mL 以上,尤其是睡前及半夜饮水,效果较好。

2. 活动与休息　有结石的患者在饮水后多活动,以利结石排出。

3. 解除局部因素 尽早解除尿路梗阻、感染、异物等因素,可减少结石形成。

4. 饮食指导 根据所患结石成分调节饮食。含钙结石者宜进纤维丰富的食物,限制含钙、草酸成分多的食物,如牛奶、奶制品、豆制品、巧克力、坚果等含钙高;浓茶、菠菜、番茄土豆、芦笋等含草酸量高。避免大量摄入动物蛋白、精制糖和动物脂肪。尿酸结石者不宜使用含嘌呤高的食物,如动物内脏、豆制品、啤酒等。

5. 药物预防 根据结石成分,血、尿钙磷、尿酸、胱氨酸和尿 pH,应用药物降低有害成分、碱化或酸化尿液,预防结石复发。维生素 B_6 有助减少尿中草酸含量,氧化镁可增加尿中草酸溶解度。枸橼酸钾、碳酸氢钠等可使尿 pH 保持在 6.5 以上,对尿酸和胱氨酸结石有预防意义。口服别嘌醇可减少尿酸形成,对含钙结石有抑制作用。口服氯化铵使尿液酸化,有利于磷酸钙及磷酸镁铵结石的生长。

6. 预防骨脱钙 伴甲状腺功能亢进者,必须手术摘除腺瘤或增生组织。鼓励长期卧床者功能锻炼,防止骨脱钙,减少尿钙含量。

7. 复诊 定期行尿液检查、X 线或 B 超检查,观察有无复发及残余结石情况。若出现剧烈肾绞痛、恶心、呕吐、寒战、高热、血尿等症状,及时就诊。术中留置双 J 管的患者,一个月后来院取双 J 管。

8. 留置双 J 管(即输尿管内支架管)的注意事项 ①避免剧烈活动、重体力劳动及过伸展的活动,做下蹲、站起动作时宜缓慢,以防止双 J 管移位。②鼓励患者多饮开水,每日饮水 $>2000mL$,行"自然冲洗"尿路的作用。若尿液突然呈鲜红色并逐渐加重时,应及时回医院就诊。③避免憋尿,有小便时要及时排空膀胱。④一个月后来医院门诊,在膀胱镜下取双 J 管,即取即走。

9. 结石的预防 预防草酸钙结石可服用噻嗪类利尿剂,能够明显降低钙盐结石的复发;别嘌醇对尿路结石病没有特别的疗效;镁治疗镁缺乏的结石患者及别嘌醇治疗高尿酸患者均有效。

七、护理评价

1. 患者的疼痛是否减轻。

2. 患者是否恢复正常的排尿功能。

3. 患者的血尿症状是否缓解。

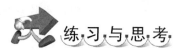

练习与思考

(一)选择题

A1 型题

1. 结石患者疼痛的常见原因不可能的是 ( )

　A. 结石梗阻　　　　　　B. 结石对局部组织刺激　　　C. 结石摩擦

　D. 结石过硬　　　　　　E. 结石移动

2. 治疗结石疼痛的药物不包括 ( )

　A. 阿托品　　B. 山莨菪碱　　C. 黄体酮　　　D. 曲马朵　　　E. 波依定

3. 体外碎石后,结石位于肾下盏者应取什么卧位　　　　　　　　　　　（　　）

　　A. 左侧卧位　　　B. 右侧卧位　　　C. 头低位　　　D. 头高脚低位　　E. 平卧位

4. 输尿管结石的典型症状为　　　　　　　　　　　　　　　　　　　　（　　）

　　A. 肾绞痛＋镜下血尿　　　　　B. 尿频、尿痛　　　　　　　C. 无痛性全程血尿

　　D. 尿失禁　　　　　　　　　　E. 排尿困难

5. 下列不能促进肾、输尿管结石排出的方法是　　　　　　　　　　　　（　　）

　　A. 多饮水　　　B. 多运动　　　C. 中药排石　　　D. 解痉止痛　　　E. 体外碎石

A2 型题

6. 患儿,男,8 岁,突然出现尿频、尿急、尿痛和排尿困难,排尿有时突然中断,并有终末血尿,该患儿初步考虑为　　　　　　　　　　　　　　　　　　　　　　（　　）

　　A. 尿路感染　　　B. 肾结石　　　C. 输尿管结石　　　D. 膀胱结石　　　E. 肾结核

7. 男性,18 岁,体育课上打篮球时出现右腰部绞痛,伴有恶心、呕吐症状,有血尿,应首先考虑为　　　　　　　　　　　　　　　　　　　　　　　　　　　（　　）

　　A. 急性阑尾炎　　　　　　　B. 肾、输尿管结石　　　　　　C. 肾结核

　　D. 肾肿瘤　　　　　　　　　E. 胆石症

A3/A4 型题

(8—10 题共用题干)

男性,42 岁,突然发生排尿困难,主诉腹部胀痛,检查发现膀胱区膨隆,以往有排尿中断史。

8. 下列最有诊断意义的辅助检查方法是　　　　　　　　　　　　　　　（　　）

　　A. 腹部平片　　　B. B 超　　　C. MRI　　　D. CT　　　E. 膀胱尿道镜

9. 最可能的诊断是　　　　　　　　　　　　　　　　　　　　　　　　（　　）

　　A. 尿道结石　　　B. 前列腺增生　　　C. 膀胱结石　　　D. 输尿管结石　　　E. 尿道狭窄

10. 最适当的处理措施是　　　　　　　　　　　　　　　　　　　　　　（　　）

　　A. ESWI　　　　　　　　　B. 大量饮水　　　　　　　　　C. 内镜碎石

　　D. 膀胱切开取石　　　　　　E. 尿道切开取石

(二)填空题

11. 泌尿系结石的病理变化是_____、_____、_____。

12. 泌尿系结石的临床表现是_____、_____。

13. 输尿管结石的典型症状_____。

14. 泌尿系结石按部位可分为_____、_____。

(三)名词解释

15. ESWL

16. 血尿

17. 充溢性尿失禁

18. TUR-P

(四)简答题

19. 输尿管结石常停留在哪三个生理狭窄处?

20.如何对结石患者进行饮食护理?

21.如何护理行膀胱造瘘后的患者?

(五)病例分析

22.患者古××,男,38岁。因"左腰、腹部反复疼痛6h"入院。

病史:患者于××××年××月××日无明显诱因下,突然出现左腰、腹部疼痛,伴排尿时有尿频、尿不尽感,至当地卫生院检查,B超示:"左输尿管中段结石",尿常规示:"白细胞++、红细胞++",当时予对症治疗后症状未缓解,遂来院就诊。

入院查体:T 36.7℃、P 88次/min、R 18次/min、BP 122/88mmHg,全身皮肤、巩膜无黄染,锁骨上、腋窝、腹股沟淋巴结无肿大,双肾区无饱满隆起、无压痛,左肾区叩击痛阳性,右肾区无叩击痛,未闻及血管杂音,膀胱浊音界未及,外阴及外生殖器无畸形。肛门指检:未及明显硬结及压痛,指套无染血。其余无殊。

(1)请提出该患者目前存在的护理诊断及其相关因素。

(2)请简述该患者的治疗原则。

(3)请问如何对该患者开展有效的护理?

(冯小君　李静静)

第八节　泌尿系损伤患者的护理

学习目标

1.掌握泌尿系损伤(肾、膀胱、尿道)的护理措施。

2.熟悉泌尿系损伤(肾、膀胱、尿道)的临床表现及治疗原则。

3.了解泌尿系损伤(肾、膀胱、尿道)的病因及病理类型。

4.能评估泌尿系损伤患者(肾、膀胱、尿道)的病情变化,正确书写护理评估记录,并能及时采取正确的护理措施。

DAORU QINGJING
导入情景

男性,32岁。从5m高处跌下后腰部着地,腰痛并排血尿1h来诊。BP 16/10kPa,面呈痛苦貌,心肺正常,右腰部饱满压痛,尿检示镜下RBC满视野。

若你是当班护士,请问:

1.该患者发生了什么情况?

2.如何开展整体护理?

泌尿系损伤包括肾、输尿管、膀胱及尿道损伤。其中以男性尿道损伤最多见,肾、膀胱损伤次之,输尿管损伤最少见。泌尿系损伤大多合并胸、腹、骨盆等部位损伤,其表现有时与这些合并的脏器伤表现相互掩盖,所以在临床上应引起注意。

一、肾损伤患者的护理

肾脏深藏于腹膜后,受周围组织的保护:前面有腹壁和腹腔脏器,后面有脊柱、肋骨和肌肉,上面则被盖膈肌。且肾脏随呼吸有一定活动度,故肾脏一般不易受伤。但随着意外事故发生率的增加,肾损伤的发生率有增加的趋势。

(一)病因和分类

肾开放性损伤多见于刀刃伤、火器伤、枪刺伤等,多合并有胸腹脏器损伤。闭合性肾损伤致伤原因又分为直接暴力和间接暴力。直接暴力如撞击、挤压、跌打等,多见于交通事故,也为最常见的原因;间接暴力如高处跌落时足部或臀部着地的震荡伤,急剧刹车时所产生的减速性损伤等,这种间接暴力可引起肾蒂的撕裂或肾盂输尿管交界处破裂。此外,在肾本身有肾积水、肾肿瘤等病理改变时,受轻微外伤亦可造成肾破裂,常被称为"自发性"肾破裂。偶然发生医源性损伤如肾穿刺或做肾镜时的肾损伤。

肾损伤病理按损伤程度、范围及部位不同可分为以下病理类型(见图2-2):

1.肾挫伤 包膜及肾盂黏膜完整,只限于肾实质内损伤或包膜下血肿。血尿症状轻,可自愈。

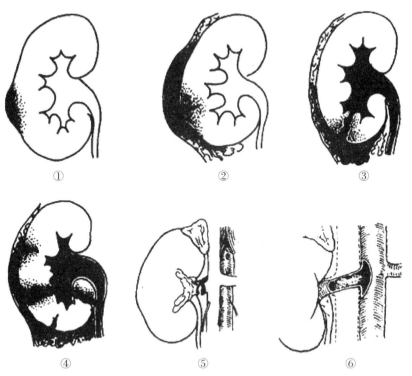

图 2-2 肾损伤的类型

①肾瘀斑和包膜下血肿 ②表浅肾皮质裂伤和肾周围血肿 ③肾实质全层裂伤、血肿和尿外渗
④肾横断 ⑤肾蒂血管断裂 ⑥肾动脉内膜断裂和血栓形成

2.肾部分裂伤 肾实质有一处或多处较深裂口。裂口若与肾盂肾盏相通,血尿严重。若伴有包膜破裂,可致肾周围血肿。此类伤势重者可导致休克,但非手术治疗尚可治愈。

3.肾全层裂伤 肾实质深度裂伤,外及肾包膜,内达肾盂肾盏黏膜,血尿和尿外渗致肾周围血肿均较严重。包括肾横断伤和粉碎伤,往往伤势严重,需积极手术治疗。

4.肾蒂损伤 为最严重的肾损伤。如肾蒂血管完全断裂,大量出血时常来不及抢救。也包括肾动脉内膜撕裂及血栓形成,应立即施行手术或介入治疗。

(二)护理评估

1.健康史 了解患者受伤史,评估患者局部和全身情况,了解血常规、尿常规及 B 超等检查结果,了解有无其他合并伤及其他疾病。

2.身体状况

(1)休克 严重的肾损伤多有程度不同的休克,主要为大量出血导致,伴有腹内实质脏器损伤时更易出现,休克可危及生命。

(2)血尿 肾损伤大多有血尿,且以肉眼血尿为多见,是肾损伤最常见的症状,但血尿与肾损伤的病理严重程度可不相一致,如肾蒂血管断裂、肾动脉内血栓形成等严重肾损伤血尿却轻微或没有。见尿中伴有条索状的铸型血块,更说明血从上尿路而来。血尿一般持续 2～4 周,若伤后活动过早、腹内压增加或并发感染,可再继发出血或血尿时间延长。

(3)疼痛或压痛 肾损伤时,肾包膜激惹可引起腰部或上腹部疼痛,血块阻塞输尿管或在输尿管内移动可产生肾绞痛,外渗的血和尿流入腹腔或合并腹内脏器损伤可引起腹膜炎。

(4)局部肿块 肾损伤时,血和尿外渗至肾周围组织,可在上腹部和腰部扪及肿块,伴明显触痛和肌强直。

(5)其他及合并伤的表现 肾损伤可有吸收热,合并感染时可出现发热等全身中毒表现;可合并软组织损伤处的伤口、伤道或伤痕,亦可合并胸、腹脏器及脊柱或远处组织损伤的相应表现。

3.辅助检查

(1)化验 尿常规有大量红细胞,可监测血尿的轻重;血常规可监测有无活动性出血或是否合并感染等。

(2)影像学检查 可发现肾损伤的部位、程度、有无血肿或尿外渗,明确合并伤及肾功能的情况等。

①B 超、CT 或 MRI:可查出为肾损伤的程度、尿外渗和血肿范围等,是肾损伤明确是否合并腹内实质性脏器伤的首选检查。

②X 线:平片可发现骨盆、脊柱及其他骨折,肾损伤时可见肾影增大或模糊,腰大肌影消失,脊柱凸向健侧。排泄性尿路造影(excretory urography)可评价肾损伤的程度和范围,了解对侧肾功能的情况。逆行肾盂造影、肾动脉造影及放射性同位素扫描不作为常规性检查。

4.心理-社会状况 评估患者对伤情、手术的危险性及术后并发症产生的恐惧、焦虑的认知程度,家属的认知程度和患者治疗所需费用的承受能力。

5.处理原则 肾损伤的处理与损伤程度直接相关。轻微肾挫伤经短期休息可康复,多数肾损伤可用保守治疗,仅少数需手术治疗。

(1)紧急处理 有大出血、休克等危及患者生命的情况应迅速采取抢救措施,输血、输液同时明确有无合并其他器官损伤,并做好紧急手术的准备。

(2)保守治疗　肾损伤者需绝对卧床休息2～4周,待病情稳定,血尿消失后才可以允许离床活动,而过早、过多离床活动,有可能引发再度出血。补充血容量和热量,维持水、电解质、酸碱平衡,保持足够尿量,必要时输血。应用抗生素以预防感染并使用止痛、镇静剂及止血药物。

(3)手术治疗　开放性肾损伤,闭合性肾损伤在保守治疗期间出现手术指征者都应施行手术探查,对肾损伤可依具体情况决定行肾修补术、部分肾切除术或病肾切除术。

(4)并发症处理　肾损伤血肿继发感染致肾周围脓肿应切开引流,持久性血尿可施行选择性肾动脉栓塞术等。

(三)常见护理诊断/问题

1.组织灌流量改变　与肾损伤引起休克、失血有关。

2.疼痛　与肾损伤血肿、尿外渗等有关。

3.有感染的危险　与肾损伤后血肿、尿外渗及全身免疫力低下有关。

4.皮肤完整性受损的危险　与肾损伤或术后需卧床有关。

5.焦虑　与肾损伤程度、治疗方法疗效及心态变化等有关。

(四)护理目标

1.患者组织灌注量正常,生命体征平稳。

2.患者疼痛减轻。

3.患者未发生感染。

4.患者皮肤完整,未发生压疮。

5.患者焦虑减轻、情绪稳定。

(五)护理措施

1.非手术治疗护理或术前护理

(1)心理护理　主动帮助、关心、照顾患者,解释各项检查和治疗措施的必要性和重要性,解除其思想顾虑,以取得其配合。

(2)休息　绝对卧床休息2～4周,期间即使血尿消失,仍需继续卧床休息至预定时间;过早、过多离床活动,有可能再度发生出血。骨凸受压处可经常按摩,避免压疮发生,但患侧腰部禁忌按摩以避免出血。合并骨折的患者,应睡硬板床,勿搬动或小心轻微地平移搬动患者,不可随意翻身,防止骨折移位,刺伤附近的组织而加重肾损伤。

(3)病情观察　密切观察生命体征,每隔1～2h测量血压、脉搏、呼吸1次。并注意局部和全身症状和体征:观察血尿的颜色、量及次数变化,可每2～4h留取尿液于试管中,观察血尿颜色深浅,若颜色逐渐加深,说明出血加重;准确测量并记录腹部肿块的大小,观察腹膜刺激症状的轻重,以判断渗血、渗尿情况,若肿块逐渐增大,说明有进行性出血或尿外渗。定时检测血红蛋白和血细胞计数,以判断有无出血情况及其变化;定时观察体温和血白细胞计数,以判断有无继发感染。

(4)营养支持,维持水电解质平衡,补充血容量　予高营养饮食,多饮水,保持足够的尿量,按医嘱输液;根据病情及时补充血容量,预防休克发生。

(5)对症处理　高热者给予物理降温或药物降温;腰腹部疼痛明显者,可给予止痛镇静剂,以减轻疼痛,避免患者出现躁动,加重出血;应用止血药物,减少和控制出血;应用抗生素,预防或控制感染。

(6)术前准备　有手术指征者,积极进行各项术前准备。

2.术后护理

(1)体位与休息　麻醉作用消失且血压平稳者,可取半卧位,以利于引流和患者呼吸。肾切除术后卧床休息2～3d,肾损伤修补术、肾周引流术后需卧床休息2～4周,骨盆骨折后需卧床6～8周。

(2)饮食与营养　术后禁食2～3d,待肠蠕动恢复后开始进食。患者应加强营养,促进修复。

(3)观察病情　严密监测生命体征至平稳;继续观察尿液的量、颜色变化,手术后12h内,尿大多带有血色,但当尿色鲜红且浓时应视为异常;准确测量并记录尿量,如果发现一侧肾脏全切除术后尿量突然减少或尿量逐日减少,这些均应寻找原因,需立即报告医生处理。

(4)切口及各种引流管护理　保持手术切口清洁干燥,防止感染;引流管妥善固定,保持引流通畅,翻身活动时避免引流管被拉出、扭曲或引流袋接口脱落,注意观察引流物的量、颜色及性状,引流管一般于术后3～4d引流停止后可拔除,若发生感染或尿漏,则延迟拔管时间。

(5)心理护理　术后给予患者及其家属心理上的支持,解释术后恢复过程。术后疼痛、腹胀及各种引流管的安放多为暂时性的,若积极配合治疗和护理可加快康复。

3.健康指导

(1)告诉患者绝对卧床休息2～4周以及观察血尿、肿块、腹痛等症状的注意事项和重要性。

(2)介绍卧床期间保护皮肤的意义,解释疾病转归的情况。

(3)宣教保肾者出院后2～3个月避免重体力劳动的意义,一侧肾切除术者保护对侧肾的重要性及方法。

(六)护理评价

1.患者组织灌注量是否正常,生命体征是否平稳。

2.患者疼痛是否减轻。

3.患者是否发生感染。

4.患者皮肤是否完整,有无发生压疮。

5.患者焦虑是否减轻、情绪是否稳定。

二、膀胱损伤患者的护理

膀胱是贮存、排泄尿液的空腔器官,并随着贮存尿液的多少而呈膨起或空虚状态。膀胱空虚时位于骨盆深处受到周围组织保护,不易受外界暴力损伤,其充盈时壁紧张而薄,且高出耻骨联合伸展至下腹部,则可遭受损伤。膀胱损伤的类型、部位和范围可因膀胱的位置、与周围脏器的关系及患者年龄、性别不同而不同。

(一)病因

膀胱以闭合性损伤多见,且多见于膀胱充盈时,下腹部遭受直接撞击、挤压或骨盆骨折的骨片刺破膀胱壁。膀胱开放伤多见于火器伤、锐器伤,常合并盆腔内脏器损伤。医源性原因有膀胱内器械操作如膀胱镜检查、输尿管镜操作、腔内碎石、前列腺增生或膀胱癌电切等的操作不当;盆腔手术及疝修补术等可误伤膀胱;难产时胎头的压迫亦可造成膀胱阴道瘘。

(二)病理

1.膀胱挫伤　膀胱壁未破裂,仅伤及黏膜或肌层,可发生血尿但无尿外渗,经休息后可自愈。

2.膀胱破裂　膀胱全层破裂,有尿外渗,可分为以下两类(见图 2-3):

(1)腹膜内型　膀胱壁破裂伴腹膜破裂,多发生于有腹膜覆盖的膀胱顶部和后壁,结果膀胱与腹腔相通,大量膀胱内尿液流入腹腔,引起腹膜炎。

(2)腹膜外型　多由骨盆骨折引起。膀胱破裂口在无腹膜覆盖的前壁或颈部,腹膜完整,故尿外渗在腹膜外膀胱周围组织及耻骨后间隙。

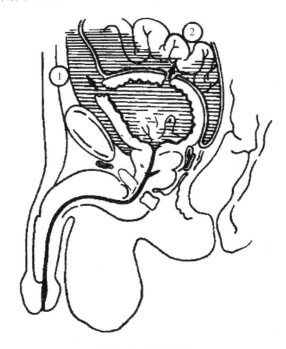

图 2-3　膀胱损伤
①腹膜外损伤　②腹膜内损伤

(三)护理评估

1.健康史　了解患者受伤史,评估患者局部及全身情况,了解血常规、尿常规及 B 超等检查结果,了解有无其他合并伤及其他疾病。

2.身体状况

(1)休克　膀胱损伤多无休克,若伴骨盆骨折、巨大血肿或其他脏器损伤时可出现休克。

(2)疼痛和肿胀　膀胱损伤疼痛、压痛在下腹部或耻骨上区且可见腹壁伤痕,血尿外渗于膀胱周围和耻骨后间隙可导致局部肿胀。伴有骨盆骨折时尤为明显。腹膜内型膀胱破裂可引起腹膜炎表现。

(3)排尿障碍和血尿　膀胱挫伤仅有少量终末血尿,可无排尿障碍;膀胱破裂时有尿急或排尿感,但排尿障碍,或因血块堵塞或尿外渗,血尿也少见或无血尿。

(4)尿瘘 开放性膀胱损伤可见尿液自伤口溢出,如膀胱腹壁瘘、膀胱直肠瘘及膀胱阴道瘘等,易合并泌尿系感染。

3.辅助检查

(1)导尿或膀胱测漏试验 若无尿道损伤,导尿管可顺利插入膀胱,是否有膀胱破裂则须在插入导尿管后做膀胱测漏试验,即经导尿管注入无菌生理盐水 200mL,片刻后进行抽吸,若吸出的液体量明显多于或少于注入量,提示有膀胱破裂。

(2)X 线检查 平片可发现是否骨盆骨折,经导尿管注入造影剂行膀胱造影可确诊膀胱破裂。排泄性尿路造影可评价上尿路情况。

4.心理-社会状况 评估患者对伤情的认知程度和承受能力,有无焦虑或恐惧心理反应。

5.处理原则 膀胱破裂的处理原则为:①完全的尿流改道;②外渗尿的充分引流;③闭合膀胱壁缺损。

(1)紧急处理 有大出血、休克等危及患者生命的情况应迅速采取抢救措施,输血、输液同时明确有无合并其他器官损伤,并做好紧急手术的准备。

(2)保守治疗 主要适用于膀胱挫伤者,通过支持疗法、适当休息、充分饮水、给予抗菌药物和镇静剂在短期内即可痊愈。较重者可插入导尿管留置 1 周左右,多饮水并保持通畅。

(3)手术治疗 腹膜外型膀胱破裂作膀胱修补加耻骨上膀胱造瘘术,2 周左右待伤口愈合后拔除尿管。腹膜内型膀胱破裂应行剖腹探查,修补膀胱壁及处理其他脏器损伤和清洗腹腔,并做腹膜外耻骨上膀胱造瘘。

(四)常见护理诊断/问题

1.排尿异常 与膀胱损伤后尿液贮存、排泄异常有关。

2.疼痛 与损伤、血肿、尿外渗等有关。

3.有感染的危险 与损伤后出血、尿外渗及尿瘘有关。

4.组织灌流量改变 与损伤引起休克、失血有关。

(五)护理目标

1.患者排尿或引流通畅。

2.患者疼痛减轻,感觉舒适。

3.患者感染得到预防或控制。

4.患者组织灌流量充足,生命体征平稳。

(六)护理措施

1.术前护理

(1)休息与营养 患者应卧床休息,合并骨盆骨折应睡硬板床;予高营养支持,根据病情输液及补充血容量,预防休克发生。

(2)病情观察 密切观察患者生命体征,每隔 1～2h 测量血压、脉搏、呼吸 1 次直至平稳。注意观察排尿、血尿及疼痛症状,症状有否改善或腹膜炎是否出现,监测体温和血白细胞计数,以判断有无感染存在。

(3)用药护理 伤情明确且疼痛剧烈者,可给予止痛镇静剂,以减轻疼痛;应用止血药物,减少和控制出血;应用抗生素,预防或控制感染。

(4)术前准备　膀胱破裂者,应积极做好各项术前准备。

2.术后护理　除腹部术后常规护理外,应做好各种引流管护理,尤其是耻骨上膀胱造瘘管的护理。管道应妥善固定,防止过度牵拉造成患者不适;保持引流通畅,注意有无血块堵塞、导管扭曲、受压、脱落等情况,若堵塞可用无菌生理盐水或0.02%呋喃西林液间断冲洗导管,每次冲洗量不宜超过100mL,早期压力也不宜太大,以免外渗;保护清洁造瘘口周围皮肤,可涂氧化锌软膏,避免尿液刺激,瘘口周围敷料浸湿时要及时更换;瘘管一般留置10d左右,拔管前先夹管,观察排尿通畅后才可拔管。

3.健康指导　告诉患者膀胱破裂愈合前禁止自行排尿,尤其是用力排尿,以免加重尿外渗,甚至发生尿瘘。

(七)护理评价

1.患者排尿或引流是否通畅。

2.患者疼痛是否减轻。

3.患者感染是否得到预防或控制。

4.患者组织灌流量是否充足,生命体征是否平稳。

三、尿道损伤患者的护理

男性尿道长而弯曲,约20cm长,有耻骨下和耻骨前两个弯曲。又以尿生殖膈为界可分为前后两段,前尿道包括阴茎部和球部,后尿道包括膜部和前列腺部。其为一肌肉黏膜管,且血供丰富。故男性尿道因解剖上的特点,易遭受损伤。男性尿道损伤是泌尿外科常见的急症,可产生尿外渗、感染、尿道狭窄和尿瘘等并发症。女性尿道短而直,很少受到损伤。

(一)病因

尿道闭合伤多见于骑跨伤、骨盆骨折、尿道内检查和治疗不当等。骑跨伤指会阴部骑跨于硬物上,致尿道球部挤压于耻骨弓与硬物之间而受伤;骨盆骨折的骨断端可刺破尿道或骨折断端移位使尿生殖膈移位而撕裂尿道膜部;尿道内检查和治疗操作不当为医源性损伤,如尿道探子、导尿管、膀胱镜或经尿道电切镜、输尿管镜等操作不当。尿道开放伤为锐器、火器等引起,但少见。

(二)病理

男性尿道损伤多在前尿道的球部和后尿道的膜部。

1.尿道球部损伤　病理类型可为挫伤、裂伤或完全断裂。尿道挫伤时仅有水肿和出血,愈合后不留瘢痕。尿道裂伤可引起尿道周围血肿和尿外渗,愈合后有明显的瘢痕性尿道狭窄。尿道完全断裂除血肿大,尿外渗多而广外,可使断端退缩、分离,尿道的连续性破坏而发生尿潴留。尿道球部损伤其血肿和尿外渗的部位及范围在会阴部,可漫延至阴囊、阴茎,甚至下腹壁。

2.尿道膜部损伤　骨盆骨折时尿生殖膈移位而撕裂尿道膜部,甚至在前列腺尖端处撕断,使前列腺向后上方移位。骨盆骨折可引起大量出血,在前列腺和膀胱周围形成血肿。膜部尿道膜部损伤尿外渗范围均在尿生殖膈以上的膀胱周围和耻骨后间隙。

(三)护理评估

1.健康史　了解患者受伤史,评估患者局部及全身情况,了解血常规、尿常规及B超等检查结果,了解有无其他合并伤及其他疾病。

2. 身体状况　尿道损伤的表现取决于致伤的病因、程度、范围和伴发其他脏器伤的情况:

(1)休克　常见于严重的尿道损伤,尤多见于伴有骨盆骨折的后尿道损伤,因出血多而引起休克。

(2)局部疼痛、肿胀和瘀斑　会阴部和下腹部等受损伤处有疼痛,有时可放射到尿道外口,排尿时更为剧烈。受伤处组织可见肿胀、瘀斑等伤痕,如尿道骑跨伤可发生会阴部、阴囊处明显血肿。

(3)尿道出血　前尿道损伤可见尿道外口滴血;后尿道损伤则可见排尿前或后有少量血液滴出,而大部分出血逆流至膀胱或渗至尿道周围形成血肿。

(4)排尿困难和尿潴留　尿道完全断裂时,患者完全无法排出尿液出现急性尿潴留;尿道挫裂伤时,可因局部出血、水肿或疼痛致尿道括约肌痉挛而出现排尿困难,甚至发生尿潴留。

(5)尿外渗和尿瘘　尿道全层裂伤后,尿液可由裂口外渗到周围组织中,易继发感染致蜂窝组织炎,甚至脓毒症。排尿困难和尿潴留患者用力排尿时更会导致尿外渗。尿道开放性损伤则尿液可从皮肤伤口、肠道或阴道瘘口流出,晚期形成尿瘘。

(6)直肠指检　后尿道膜部断裂时,可出现前列腺尖部浮动、触及血肿。

3. 辅助检查

(1)导尿试验　试插导尿管可以检查尿道是否连续、完整,一般情况下,临床上为明确有否尿道损伤已足够。如果导尿管能插入膀胱,说明无尿道损伤或损伤轻微,反之说明尿道有明显的病理损伤,连续性、完整性破坏。但插导尿管可形成假道或插入血肿、耻骨后间隙。

(2)X线检查　平片可发现是否合并骨盆骨折,经导尿管注入造影剂行尿道造影可显示造影剂从尿道损伤处外渗,明确尿道损伤的部位和范围。

4. 心理-社会状况　评估患者焦虑或恐惧心理反应的程度,对伤情、并发症及手术治疗的认知程度和承受能力。

5. 处理原则　尿道损伤的治疗原则为:纠正休克、引流尿液、恢复尿道连续性、引流外渗尿、防治尿道狭窄。具体处理方法如下。

(1)紧急处理　有大出血、休克等危及患者生命的情况应迅速采取抢救措施,输血、输液同时明确有无合并其他器官损伤,做好紧急手术的准备。

(2)保守治疗　尿道连续性尚未破坏的尿道挫裂伤不需手术治疗,轻微尿道挫伤能自行排尿者,无须特殊治疗;不能自行排尿但能插入导尿管至膀胱者,留置导尿管2周左右;导尿管无法插入膀胱又不宜做一期手术者,可耻骨上膀胱造瘘引流尿液;多饮水并保持管道通畅,抗感染、止血、止痛,补充热量,维持水、电解质、酸碱平衡等即可。

(3)手术治疗　前尿道球部断裂可行急症经会阴尿道修补术或断端吻合术,留置导尿管2～3周;有休克或会阴、阴囊血肿巨大者,可先做膀胱造瘘术,以后再做尿道瘢痕切除、端-端吻合术。后尿道膜部断裂一部分患者可采用急症尿道会师术,合并骨盆骨折而休克严重者则不宜做此手术,先做一期高位膀胱造瘘,3个月后再行二期尿道瘢痕切除、端-端吻合术或其他手术。明显的尿外渗区需做切开引流术,以防感染。

（4）并发症处理　尿道损伤后期及术后常并发尿道狭窄,一般在导尿管拔除后排尿线变细时需定期做尿道扩张术。尿瘘者适时再进行手术治疗。

（四）常见护理诊断/问题

1. 排尿异常　与尿道损伤后尿液排泄异常有关。

2. 组织灌流量改变　与损伤引起的休克、失血多有关。

3. 疼痛　与损伤、血肿、尿外渗等有关。

4. 潜在并发症　尿道狭窄、感染和尿瘘。

5. 焦虑或恐惧　与尿道损伤、排尿异常、并发症及治疗效果等有关。

6. 知识缺乏　与缺乏尿道损伤的并发症及后续处理知识有关。

（五）护理目标

1. 患者尿管引流通畅。

2. 患者生命体征平稳,组织灌流量充足。

3. 患者疼痛不适减轻。

4. 患者感染、尿道狭窄等并发症得到预防或及时处理。

5. 患者无焦虑或恐惧,情绪保持稳定。

6. 患者能复述尿道损伤的相应医护知识。

（六）护理措施

1. 术前护理　除参照肾、膀胱损伤的非手术治疗护理或术前护理外,应着重或加强以下几点。

（1）心理护理　尿道损伤并发症多,后期尚有尿道狭窄、闭锁、阳痿等并发症,患者常常情绪低落,不愿与人交往,食欲下降,难以入睡等。这种心理状态可导致机体生理功能紊乱,从而加重病情,所以应对患者多进行心理疏导,积极进行本病的健康教育指导,介绍与其病情相似患者的恢复情况,在精神上进行鼓励,使之积极配合治疗与护理,争取早日康复;同时做好家属工作,使患者能得到更多的关怀、理解和帮助,解除其后顾之忧。

（2）留置导尿管、膀胱造瘘管的护理　积极做好留置时的配合工作,留置膀胱造瘘管的护理在膀胱损伤处已述,留置导尿管的护理见术后护理。

（3）术前准备　尿道损伤若行急症手术,应做好急症的各项术前准备。

2. 术后护理　除泌尿系损伤术后的常规护理外,还有以下两点需要加强。

（1）各种引流管护理　留置导尿管的护理:向患者及其家属解释留置导尿管的目的与意义;应妥善固定管道;保持引流通畅,避免受压、扭曲、堵塞等造成引流不畅,以至膀胱胀尿不适,若引流不畅应根据原因给予相应处理,如挤捏、冲洗尿管等;定时观察尿的颜色、性质、量,以判断双肾功能和尿路情况;防止逆行感染,每日定时更换尿袋,引流管应低于耻骨联合,每日2次尿道口和外阴消毒,除去分泌物和血痂,鼓励患者多饮水;尿管一般留置2～3周,拔管前先定时夹闭尿管以训练膀胱的反射功能,拔管后观察能否自行排尿及尿线粗细等情况。

（2）并发症护理　伴骨盆骨折长期卧床的患者,应鼓励其做深呼吸、帮助排痰,防止坠积性肺炎的发生;防止便秘、导尿管不畅情况发生,禁止用力排尿、排便,遵医嘱给予己烯雌酚,避免阴茎勃起,防止尿道修补的吻合口撕裂,继发出血感染;后期并发尿道狭窄应接受定期尿道扩张,开始每周1次,1个月后每2周1次,以后可再延长间隔时间,直至尿线不再变细。

3.健康指导

(1)告诉患者及其家属留置导尿管、膀胱造瘘管的使用目的与意义。

(2)宣教卧床、多饮水、进易消化饮食、防止感染、配合医护的知识。

(3)讲清出院后注意事项,并嘱定期来院复查,讲清后期尿道狭窄进行尿道扩张的重要性及意义。

(七)护理评价

1.患者尿管引流是否通畅。

2.患者生命体征是否平衡,组织灌流量是否充足。

3.患者疼痛不适是否减轻。

4.患者感染、尿道狭窄等并发症是否得到预防或及时处理。

5.患者焦虑或恐惧是否减轻,情绪是否保持稳定。

6.患者能否复述尿道损伤的相应医护知识。

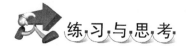 练·习·与·思·考·

(一)选择题

A1 型题

1.肾损伤后保守治疗,患者一般应绝对卧床休息　　　　　　　　　　（　　）

　　A.1 周　　　　　B.2 周　　　　　C.2～4 周　　　　D.4～6 周　　　　E.6～8 周

2.肾损伤行肾切除术后,患者一般需卧床休息　　　　　　　　　　　（　　）

　　A.2～3d　　　　B.3～5d　　　　C.5～7d　　　　D.7～10d　　　　E.10～14d

3.下列不能作为肾损伤时常规检查的是　　　　　　　　　　　　　　（　　）

　　A.B 超　　　　　B.CT　　　　　C.KUB　　　　D.IVU　　　　　E.逆行肾盂造影

4.可出现腹膜炎表现的泌尿系损伤是　　　　　　　　　　　　　　　（　　）

　　A.肾挫伤　　　　　　　　B.腹膜外型膀胱破裂　　　　C.腹膜内型膀胱破裂

　　D.尿道球部损伤　　　　　E.尿道膜部损伤

5.提示膀胱破裂的表现是　　　　　　　　　　　　　　　　　　　　（　　）

　　A.尿潴留　　　　　　　　B.充盈性尿失禁　　　　　C.排尿突然中断

　　D.有尿意但排尿困难而膀胱空虚　　　　E.导尿管不能插入

6.腹膜外型膀胱破裂尿外渗部位及范围在　　　　　　　　　　　　　（　　）

　　A.阴茎部　　　B.阴囊部　　　C.会阴部　　　D.下腹壁　　　E.耻骨后间隙

7.男性骑跨伤所致尿道损伤断裂多发生在　　　　　　　　　　　　　（　　）

　　A.膀胱颈部　　B.前列腺部　　C.膜部　　　D.球部　　　　E.海绵体部

8.能鉴别尿道损伤与膀胱破裂的简便而有效的方法是　　　　　　　　（　　）

　　A.B 超　　　　　　　　B.CT 或 MRI　　　　　　C.X 线

　　D.导尿或导尿试验　　　　E.膀胱镜检查

9. 尿道球部损伤的血肿和尿外渗部位及范围不会在 （ ）

    A. 阴茎部   B. 阴囊部   C. 会阴部   D. 下腹壁   E. 耻骨后间隙

A2 型题

10. 男性，27 岁，左腰被自行车撞伤 1h，自觉左腰痛，尿呈洗肉水样伴条状血块，体检除左腰压痛外无其他异常发现，初步诊断为 （ ）

    A. 肾损伤   B. 输尿管损伤   C. 膀胱损伤   D. 尿道损伤   E. 腹腔器官损伤

11. 男性，29 岁，骨盆骨折患者，有少量肉眼血尿，导尿管能顺利插入膀胱，经管注射生理盐水 200mL，片刻后回抽仅抽出 50mL 左右，该患者初步诊断为 （ ）

    A. 输尿管损伤 B. 膀胱挫伤   C. 膀胱破裂   D. 前尿道断裂 E. 后尿道损伤

12. 男性，62 岁，下腹部被踢伤后出现局部疼痛和排尿障碍，伴有尿急、少量血尿，诊断为膀胱破裂。首先应准备的抢救措施为 （ ）

    A. 止痛   B. 应用抗生素   C. 做好手术前准备

    D. 留置导尿   E. 抗休克

13. 男性，30 岁，因骑跨于横杆上不能排尿 5h 来院就诊，自觉会阴部疼痛，尿意强烈难忍，下腹半球形隆起，导尿失败，初步诊断为 （ ）

    A. 肾损伤   B. 输尿管损伤   C. 膀胱损伤

    D. 前尿道损伤   E. 后尿道损伤

A3/A4 型题

(14—16 题共用题干)

男性，32 岁，因车祸导致左腰部撞伤，局部疼痛、肿胀，可见血尿，初步诊断为左肾挫伤，暂时采用非手术治疗。

14. 下列能反映肾出血情况的是 （ ）

    A. 面色和意识   B. 疼痛   C. 血压和脉搏 D. 肢体温度   E. 尿量和尿色

15. 为进一步明确诊断，首选的辅助检查是 （ ）

    A. X 线   B. B 超   C. MRI   D. 尿常规   E. 血常规

16. 下列对患者的护理措施，不正确的是 （ ）

    A. 嘱其绝对卧床休息   B. 补液、止血   C. 给予抗生素

    D. 血尿消失后即可下床活动   E. 做好术前准备

(二)填空题

17. 肾损伤的病理类型有＿＿＿＿＿、＿＿＿＿＿、＿＿＿＿＿、＿＿＿＿＿。

18. 尿道损伤的患者为防止术后尿道狭窄，需定期进行＿＿＿＿＿。

(三)名词解释

19. 肾全层裂伤

(四)病例分析

20. 患者，男性，42 岁。右腰部撞伤，肉眼血尿 6h 收入住院。6h 前因工地劳动不慎从高处跌落，右腰部撞在地上的一块石头上，当即右腰腹疼痛剧烈，伴恶心，神志尚清。伤后排尿一次，见全程肉眼血尿，伴有血块，急送入院。平素体健，否认肝炎史，无药物过敏史。

    体格检查：T 37.3℃，P 100 次/min，R 20 次/min，BP 12.8/8kPa。发育营养中等，神清

合作,痛苦病容。巩膜皮肤无黄染,头颈心肺无异常。腹部稍膨隆,上腹部压痛、反跳痛,未扪及包块,移动性浊音(一),肠鸣音弱。右腰部大片皮下瘀斑,局部肿胀,右腰部触痛明显,膀胱区叩诊实音,尿道口有血迹。

辅助检查:

化验:血 WBC $10.2×10^9/L$,Hb 98g/L,尿常规示 RBC 满视野,WBC 2 个/高倍。B 超:右肾影增大,结构不清,肾内回声失常,包膜不完整,肾周呈现大片环状低回声。胸片:无异常发现。

根据以上资料,请分析:

(1)该患者的疾病诊断是什么? 应与哪些疾病相鉴别?

(2)写出主要护理诊断。

(3)制订详细的护理措施和健康教育的内容。

(冯小君)

第九节　泌尿系统肿瘤患者的护理

📖 学习目标

1.掌握泌尿系统肿瘤患者的护理措施。

2.熟悉泌尿系统肿瘤的临床表现、辅助检查及治疗原则。

3.了解泌尿系统肿瘤的病因、病理。

4.能评估泌尿系统肿瘤患者的病情变化,及时发现并发症,并能提出正确的护理措施和健康教育。

DAORU QINGJING

导入情景

男性,67 岁,间歇性无痛性全程肉眼血尿 1 周来院就诊,有吸烟史 30 余年。B 超及膀胱镜显示:膀胱左侧壁约 1.0cm×1.0cm×1.0cm 大小菜花样的肿块,浅红色,有细蒂。

若你是当班护士,请问:

1.该患者可能的诊断是什么?

2.如何对其开展整体护理?

泌尿及男性生殖系肿瘤是人体常见的肿瘤之一,绝大多数都是恶性的,其中以膀胱癌发病率最高,其次为肾肿瘤,生殖系的睾丸肿瘤、阴茎肿瘤少见,但随着我国人口平均寿命的不断延长,前列腺癌的发病率有明显增长趋势。

一、肾肿瘤患者的护理

肾脏肿瘤绝大多数为恶性,常见的有肾癌、肾盂癌、肾母细胞瘤三种,良性肾肿瘤相对少见,如纤维瘤、脂肪瘤、血管瘤、平滑肌瘤以及各种组织来源的混合性错构瘤等。肾肿瘤占成人恶性肿瘤的 $2\%\sim3\%$。

肾癌多见于 $50\sim70$ 岁,肾盂癌见于 $40\sim70$ 岁,两者男女比例均约为 $2:1$,多数单侧发病,两侧肾脏发病无明显差异,同时发病者少见;肾母细胞瘤又称肾胚胎瘤或 Wilms 瘤,绝大多数 5 岁前发病,是幼儿最常见的恶性肿瘤,多为一侧发病,男女无明显差异。引起肾肿瘤的原因至今未完全清楚,但可能与吸烟、职业接触染料化工毒物、病毒、激素、肥胖、慢性刺激及遗传因素等有关。

(一)病理

1.肾癌　起源于肾实质的肾小管上皮细胞又称肾细胞癌,是肾脏最常见的肿瘤,大体观其外有包膜,切面呈黄色,可伴有出血、中心坏死、钙化及囊性变。显微镜下可见透明细胞癌、颗粒细胞癌、梭形细胞癌、嗜色细胞癌及嫌色细胞癌等,以透明细胞癌和透明颗粒细胞混合癌常见,透明细胞癌的癌细胞由大的多角形细胞所组成,胞质含有较多的胆固醇,在切片过程中胆固醇被溶解,故细胞在镜下呈透明状,其恶性程度较颗粒细胞癌、梭形细胞癌低。

肾癌早期局限于包膜内,恶性程度较小,但生长迅速可直接突破肾包膜而侵犯肾周围组织,或向肾盂、肾盏方向侵及而引起血尿,或直接扩散至肾静脉、下腔静脉而形成癌栓。肾癌主要是通过淋巴和血行两条途径转移,淋巴转移最先是转移至肾蒂淋巴结,以后再转移至肺门淋巴结等远处淋巴结及经血流转移至肺、骨骼、肝、脑等器官。

2.肾盂癌　在肾肿瘤中属少见,是起源于肾盂或肾盏上皮的一种肿瘤,主要为移行细胞癌,少数为鳞癌或腺癌。移行细胞癌在肾盂或肾盏内呈乳头状生长,分化中等,恶性程度远较鳞癌和腺癌低。肾盂癌主要经淋巴途径转移。

3.肾母细胞瘤　起源于肾实质中胚胎性组织,由上皮、间质和胚芽组成的恶性混合瘤。常为一大的实体性肿瘤,切面呈灰白色,外有包膜,内含多种组织,如腺体、神经、肌纤维、软骨、脂肪等。肿瘤早期即可发生转移,转移途径同肾癌,常转移至肺、肝、骨骼等,恶性程度高。

(二)护理评估

1.健康史　评估患者的年龄、性别、婚姻、职业,了解患者发病的时间、既往史、家族史等。

2.身体状况

(1)血尿　全程间歇肉眼血尿是肾癌患者的主要症状,常无任何诱因,可不伴其他症状。数次血尿后病情逐渐加重;肾盂癌直接长于尿路,无痛性肉眼血尿是其最早、最常见的症状,有时可见典型的条状输尿管管型血块排出;肾母细胞瘤血尿少见,因为该肿瘤一般不侵犯肾盂。

(2)疼痛　肾肿瘤早期体积小常无任何疼痛不适,病变晚期肿瘤增大后则可侵及肾包膜或牵拉肾蒂或侵犯周围组织器官而引起腰部胀痛、钝痛及隐痛,血尿严重时可因血块通过或阻塞输尿管引起肾绞痛。

(3)肿块 肾癌长大后可在肋缘下触及包块,质硬,表面不平;血尿、疼痛、肿块三者被称为"肾癌三联征",同时出现表明肾癌已为晚期。肾盂癌因肿瘤长大或梗阻可引起肾积水出现腰部包块,但少见。腹部肿块是肾母细胞瘤最常见、最重要的症状,肿块质地中等,表面光滑,长大迅速。

(4)其他 肾癌可出现副瘤综合征即肾癌肾外表现,如发热、高血压、血沉加快、高血钙、高血糖及红细胞增多症等。左肾肿瘤可引起左侧精索静脉曲张,癌栓侵及下腔静脉时可出现下肢水肿;癌肿肺转移可出现咳嗽、咯血;骨骼转移可出现病理性骨折等。晚期患者可出现明显贫血消瘦、低热、食欲缺乏、体重锐减等恶病质表现。

3.辅助检查

(1)B超检查 可发现肾脏占位性病变,是无创伤性的简便方法,且分辨率高,可为临床首选。

(2)CT扫描或核磁共振 CT扫描是目前肾肿瘤诊断最可靠的影像学检查方法,准确率高,也是术前的常规检查,核磁共振检查准确性与CT近似。

(3)X线检查 尿路平片可见肾外形改变和肿瘤钙化影等。静脉肾盂造影(intravenous pyelography,IVP)即排泄性尿路造影可见到肾癌、肾母细胞瘤引起的肾盂肾盏受压、变形、缺损、不显影等情况;见到肾盂或肾盏内有不规则的充盈缺损,提示肾盂癌;患肾不显影,提示肾功能受损严重,这时可作逆行肾盂造影显示患肾情况。上述影像检查不能明确病情时,可选择肾动脉造影检查。

(4)实验室检查 血、尿常规检查,肾盂癌患者有时尿中细胞学检查可找到癌细胞,但阳性率低;肿瘤标记物检测是一项新的检查方法,但特异性不高。

(5)其他检查 肾盂癌患者做膀胱镜检查可见患侧输尿管口喷血,并可明确膀胱情况。

4.心理-社会状况 评估患者及其家属对病情、肿瘤的危害性和手术治疗的认知程度以及对治疗所需费用的承受能力。

5.处理原则 肾肿瘤一经诊断,均应尽早施行手术治疗并加上其他辅助治疗。

(1)手术治疗 肾癌主要行根治性肾切除术,手术可经腹或第11肋间途径,充分暴露后尽快阻断肾蒂血管,避免肿瘤细胞扩散,肾切除的同时,尚应切除肾周脂肪、筋膜组织及淋巴结清扫,累及肾上腺切除,肾静脉、下腔静脉癌栓取出。肾盂癌手术时,除应切除患肾和全长输尿管外,还应切除输尿管开口处的膀胱壁一部分。肾母细胞瘤多经腹行患肾切除术。目前也有应用腹腔镜手术的。

(2)放疗、化疗 因为肾癌、肾盂癌对放疗、化疗不敏感,所以肾癌、肾盂癌一般可不采用放疗、化疗。而肾母细胞瘤采用放疗、化疗可显著改善预后,提高患者的生存率。

(3)生物治疗 干扰素、白细胞介素、基因疗法等对预防复发或缓解病情发展有一定作用,条件允许时可积极采用。

(三)常见护理诊断/问题

1.焦虑或恐惧 与对肾肿瘤及其治疗的认知不足有关。

2.营养失调:低于机体需要量 与肿瘤消耗机体营养及营养摄入不足有关。

3.知识缺乏 与缺乏肿瘤预防及术后康复、随访的知识有关。

4.潜在并发症 术后出血、感染等。

(四)护理目标

1.患者焦虑或恐惧症状减轻,情绪稳定。

2.患者营养均衡。

3.患者对有关的疾病、健康知识获取增加。

4.患者出血、感染等并发症得到预防或控制。

(五)护理措施

1.术前护理

(1)心理护理 解释各项检查和治疗措施的必要性和重要性,解除思想顾虑,以取得配合;主动帮助、关心照顾,并经常访视患者,及时发现患者过度焦虑或恐惧的心理并做恰当处理,帮助患者树立战胜疾病的信心。

(2)休息和饮食营养 戒烟忌酒,保证患者充足的睡眠;给予易消化富于营养的食物及具有防癌抗癌作用的食物,尽量改善术前的全身营养状况,必要时按医嘱输血、输白蛋白等,提高机体抵抗力和对手术的耐受力。

(3)术前准备 术前晚或术晨做清洁灌肠,以清洁肠道内积便和积气,以避免麻醉或术中大便失禁而污染手术床,同时防止术后的便秘和腹胀。积极做好备皮、皮试和备血。

2.术后护理

(1)卧位与休息 生命体征平稳后可取半卧位,有利于呼吸、循环及引流,肾肿瘤根治术后应卧床休息5～7d,可进行被动翻身和肢体的活动,但避免腹内压增高和过早下床活动,以防手术部位出血。

(2)饮食与营养 术后禁食2～3d,待肛门排气后开始进食,应进食高蛋白、高维生素的饮食,有利于术后伤口的修复和患者的全身恢复。

(3)观察病情 严密监测生命体征至平稳;观察尿液的量、颜色和次数变化,并准确记录24小时尿量,因一侧肾被切除后,健肾负担会加重,尿量的多少能直接反应健肾功能的好坏;发现任何异常,应立即报告医生处理。

(4)切口护理 保持伤口敷料清洁干燥,若敷料被渗湿或污损应及时更换;取正确的体位,避免切口受压;若出现切口疼痛,可先给予精神安慰,减轻压力,分散其注意力,严重的切口疼痛可遵医嘱给予镇痛剂,以免影响患者呼吸和睡眠。

(5)肾窝引流管护理 妥善固定引流管;保持引流通畅,防止折叠、扭曲、受压等,定期挤捏疏通;观察并记录引流液的量、颜色及性状;无菌状态下,更换引流袋。

(6)心理护理 及时告知患者及其家属良好的手术效果,树立患者对疾病恢复及以后生活的信心。

3.健康指导

(1)加强营养,适当锻炼,提高抗病力。

(2)嘱患者平时多饮水,每天2000～2500mL,以增加尿量来达到尿路内冲洗的作用。

(3)遵医嘱坚持放疗、化疗等辅助治疗,并定期来院复查。

(六)护理评价

1.患者焦虑或恐惧症状是否减轻,情绪是否稳定。

2.患者营养是否均衡。

3.患者对有关疾病、健康的知识有无增加。

4.患者出血、感染等并发症是否得到预防或控制。

二、膀胱肿瘤患者的护理

膀胱肿瘤在泌尿系肿瘤中是最常见的,发生率居首位,且绝大多数是来自上皮组织的恶性肿瘤即膀胱癌。膀胱癌发病年龄多在 50～70 岁,男多于女,约为 4:1,但目前年龄<40 岁的人群发病率也有增长趋势。膀胱癌治疗后复发概率极高,且其生物学行为也随之改变,病理和临床分期向更高级别发展。

(一)病因

膀胱肿瘤起病原因复杂多样,可能与下列因素有关:

1.长期接触某些外源性致癌物质 β-萘胺、联苯胺、4-氨基联苯等是膀胱肿瘤致癌物,其主要存在于染料纺织、橡胶皮革、油漆塑料及印刷等化工行业中,处于这些环境和职业中暴露的人员膀胱肿瘤发病率极高。

2.不良的生活饮食习惯 吸烟是常见的诱发膀胱肿瘤的因素之一,可能与烟中含有芳香胺的衍生物有关。过多摄入甜味剂糖精也是膀胱肿瘤的危险因素。

3.长期慢性的膀胱黏膜刺激或炎症 膀胱慢性感染、膀胱埃及血吸虫病、膀胱结石、腺性膀胱炎及异物刺激等是诱发膀胱肿瘤的病因之一。

4.内源性致癌物质及基因因素 色胺酸和菸酸代谢异常,其中间产物邻羟氨基酚类物质具有致癌性,膀胱肿瘤患者尿内色胺酸代谢产物增多。癌基因和抑癌基因的突变致膀胱肿瘤发生。

5.其他 病毒感染、长期尿潴留(憋尿)、药物(非那西丁、环磷酰胺)等都有可能增加膀胱肿瘤发生概率。

(二)病理

膀胱肿瘤多发生于膀胱侧壁及后壁,其次为三角区和膀胱颈部,顶部最少,其可单发,亦可为多中心癌灶,同时可伴尿路中的肾盂、输尿管及尿道肿瘤。

膀胱肿瘤大多为乳头状的移行上皮细胞癌,占 90% 以上,鳞状细胞癌和腺癌较少见,非上皮来源的肿瘤如横纹肌肉瘤等则较为罕见,但恶性程度远较移行细胞癌高。膀胱移行上皮细胞癌在生长方式上,有原位癌、乳头状癌和浸润性癌三种。在膀胱镜下或大体标本观察,仅有黏膜红点状改变无蒂无隆起者为原位癌,肿瘤呈粉红色有细长蒂者为乳头状癌,广基无蒂团块状或溃疡形成者为浸润性癌。其中,膀胱乳头状癌最为常见,据癌细胞分化不同,可 Ⅰ、Ⅱ、Ⅲ 三级。根据膀胱移行上皮细胞癌的浸润深度,大致的 TNM 分期为:T_{is} 原位癌;T_a 无浸润乳头状癌;T_1 浸润黏膜固有层;T_2 浸润肌层;T_3 浸润膀胱周围脂肪组织;T_4 浸润膀胱周围器官但局限于盆腔内。

膀胱肿瘤的直接扩散主要是向膀胱壁深部浸润,转移途径以淋巴转移为主,如髂淋巴结、腹主动脉淋巴结等,晚期可血行转移至肺、骨、肝等器官。

(三)护理评估

1.健康史 评估患者的一般状况、饮食习惯、吸烟史、职业,是否有长期接触联苯胺和 β-萘胺等致癌物的经历,以及发病时间、既往史和家族史等。

2.身体状况

(1)血尿 无痛性血尿是膀胱肿瘤患者最常见和最早的症状,且常为间歇性肉眼血尿,具有全程性和终末加重的特点,易造成"治愈"或"好转"的假象,常被患者所忽视而延误诊治。

(2)膀胱刺激征 当肿瘤浸润、坏死、溃疡及合并感染时,患者可出现尿频、尿急、尿痛等膀胱刺激征,表明膀胱肿瘤已属晚期。

(3)排尿困难或尿潴留 肿瘤体积较大会影响膀胱容量,或肿瘤发生在膀胱颈口附近,或出血严重形成血块阻塞尿道内口时,可引起排尿困难甚至尿潴留。

(4)其他表现 当肿瘤浸润肌层、盆腔及转移时,可出现疼痛症状。膀胱肿瘤位于输尿管口附近影响上尿路尿液排空时,可造成患侧肾积水,影响肾功能。晚期膀胱肿瘤患者可有贫血、浮肿、下腹部肿块等症状。非上皮性的膀胱鳞癌、腺癌血尿轻,浸润表现重,恶性程度高,病程短。

3.辅助检查

(1)尿液脱落细胞检查 可查找肿瘤细胞,方法简便易行,可做血尿患者的初步筛检,但检出的阳性率不高,故临床上已少用。

(2)影像学检查 B超无创、清晰、简便易行,为临床首选检查。CT扫描和MRI可看清肿瘤浸润的情况,可在决定治疗方案前检查。X线膀胱造影检查可见膀胱内充盈缺损,静脉肾盂造影对排除上尿路有无肿瘤和全面了解尿路等有一定意义。

(3)膀胱镜检查 通过该检查不但能确诊有无膀胱肿瘤,而且可直接看到肿瘤生长的部位、大小、数目及形态,可同时进行活检。其缺点是当肿瘤体积较大、膀胱容量很小、炎症或出血较重、尿液混浊时,膀胱镜检查无法进行或无法看清。

4.心理-社会状况 评估患者对病情的认知程度和经济承受能力,有无焦虑或恐惧心理。

5.处理原则 膀胱肿瘤原则上以手术治疗为主。根据肿瘤的部位、数目、病理及患者全身情况来决定手术方式。手术方式分为保留膀胱手术(经尿道膀胱肿瘤电切术、膀胱切开肿瘤切除和膀胱部分切除术)和膀胱全切术两类。膀胱内灌注化学治疗、免疫治疗等可作为一种保留膀胱手术的辅助治疗,预防或延迟肿瘤复发。

(1)腔内手术 对较小的单发的肿瘤部位又易于操作的表浅性膀胱肿瘤(T_{is}、T_a、T_1),可施行经尿道肿瘤电灼或电切术(transurethral resection of bladder tumor, TUR-BT),该术创伤小,恢复快,但有一定的技术和设备要求。

(2)开放手术

①膀胱切开肿瘤切除术或膀胱部分切除术:对多发表浅性肿瘤可切开膀胱施行电灼和电切或肿瘤膀胱黏膜下切除术。对局限 T_2 和部分 T_3 期患者可行膀胱部分切除术,切除包括肿瘤的全层膀胱壁及距肿瘤不少于2cm的部分膀胱,肿瘤若邻近输尿管口则一并切除,输尿管另行膀胱移植。

②膀胱全切术:适用于浸润性膀胱肿瘤(T_2、T_3、T_4)、肿瘤范围广或肿瘤位于膀胱三角区内等上述治疗方法难以根治者。根治性膀胱全切术包括膀胱全切、切除除直肠外的膀胱邻近盆腔器官、清扫盆腔淋巴结及尿流改道。尿流改道方式有回肠或结肠代膀胱术(非可控

性)、肠管膀胱术(可控性)及输尿管皮肤造口等,最经典的仍是回肠代膀胱术。

(3)化学治疗　对膀胱肿瘤主要采取经膀胱内灌注化学抗癌药的方法,是一种局部化疗。膀胱内灌注药物有丝裂霉素、阿霉素、羟喜树碱、顺铂及长春新碱等,每次药液灌注后在膀胱内保留 2h 左右再排出,以使药液充分起作用,刚开始每周 1 次,共 8 次,以后延长间隔时间,4 周 1 次,最好坚持 1~2 年。全身化疗主要用于肿瘤晚期转移的患者。

(4)免疫治疗　膀胱内灌注卡介苗(bacille calmette-guerin, BCG)对保留膀胱手术后预防肿瘤复发或再发疗效最好,也可全身应用干扰素、白细胞介素等免疫治疗提高疗效。

(5)放射治疗　对肿瘤晚期(T_4)无法手术根治者,可用钴 60 或电子加速器治疗,对控制病情及延长生命有一定作用。

(四)常见护理诊断/问题

1. 排尿异常　与膀胱肿瘤引起血尿、浸润膀胱壁、刺激尿路等有关。

2. 营养失调:低于机体需要量　与肿瘤夺取机体营养及营养摄入不足有关。

3. 焦虑或恐惧　与对膀胱肿瘤疾病及其治疗措施与预后的认知不足等有关。

4. 自理缺陷　与医疗限制、术后有多根引流管、腹部造瘘口等有关。

5. 有皮肤完整性受损的危险　与术后卧床时间较长,尿液刺激造瘘口或肛周皮肤有关。

6. 自我形象紊乱　与全膀胱切除后尿流改道有关。

7. 潜在并发症　术后出血、感染、尿瘘和肠瘘、高氯性酸中毒等。

(五)护理目标

1. 患者排尿或引流通畅。

2. 患者营养得到加强。

3. 患者焦虑或恐惧减轻,情绪保持平稳。

4. 患者自理能力提升。

5. 患者皮肤完整,未发生压疮。

6. 患者能接受并适应排尿方式的改变。

7. 患者未发生术后出血、感染等并发症。

(六)护理措施

1. 术前护理

(1)心理护理　帮助患者寻找产生焦虑或恐惧的原因,进行心理疏导,使其树立战胜疾病的信心,可利用散步、看书报、听音乐、与室友交谈等方式分散注意力,保持情绪稳定及良好的精神状态;告诉患者血尿等症状的来源,只有切除肿瘤,才能彻底消除血尿;向患者适当解释膀胱肿瘤的治疗方法和效果,增强患者的治疗信心,以便主动配合治疗和护理。

(2)休息与营养　戒烟忌酒,保证患者充足的睡眠;给易消化富于营养的食物和具有防癌抗癌作用的食物,尽量改善术前的全身营养状况,必要时按医嘱输血、输白蛋白等,提高机体抵抗力和对手术的耐受力。

(3)病情观察　密切监测患者生命体征的同时注意观察血尿、膀胱刺激征、排尿困难等症状,监测体温和血白细胞计数,以判断有无感染存在。

(4)膀胱镜检查护理　见泌尿系统检查章节。

(5)术前准备　全膀胱切除术从术前 1 周开始,进行深呼吸锻炼,每日数次,降低术后发生肺不张、肺炎的危险;练习床上排便,以减轻术后疼痛,防止便秘;指导患者进行代膀胱功能训练,如有规律的收缩提肛肌、腹肌,每天练习 4～6 次,加强提肛肌收缩力,能增强代膀胱睡眠时的闭锁压,从而防止尿失禁,加强利用横膈和腹肌的收缩,可使代膀胱内压力增高促使排尿。肠代膀胱术前需做肠道准备,如术前 3d 给予肠道抑菌药、补充维生素 K,进无渣半流质饮食,术前 1～2d 改流质,术前晚或术晨做清洁灌肠。术前 1～2d 应使用抗生素预防感染。完善各项检查(代膀胱手术需做肠道钡剂检查以明确肠道无病变)、备皮、皮试、备血等常规性准备。

2. 术后护理

(1)一般护理　生命体征平稳后可取半卧位。全膀胱切除术后应卧床休息 8～10d,术后禁食,一般待肛门排气后开始进食,尤其是肠代膀胱术后进食不宜过早,以防肠瘘,进食时给予高蛋白、高维生素的饮食,有利于术后切口和吻合口的修复。加强生活护理和基础护理。

(2)观察病情　严密监测患者生命体征至平稳;观察尿液的量、颜色及性状,并做准确记录,以便及时发现出血、尿路感染及漏尿等并发症;观察腹壁造瘘口乳头的血运,如有无水肿、出血、发绀及回缩等情况,一旦发现异常立即报告医生处理。肠代膀胱术后定期测定血电解质,以便及时纠治高氯性酸中毒。

(3)引流管护理　经尿道膀胱肿瘤切除术后留置导尿管,膀胱部分切除术后留置导尿管和耻骨后引流管,肠代膀胱术后留置膀胱窝引流管、输尿管支架管、代膀胱造瘘管或引流管、胃肠减压管。同时有多根管道时,应分别标注清楚,以便记录各管的引流情况。保持各引流管固定、通畅,床旁引流袋低于导尿管出口水平,防止逆流。引流袋、冲洗用物等每天更换,操作时严格执行无菌技术。因出血凝成血块或尿液刺激肠黏膜产生较多黏液,输尿管支架管、代膀胱引流管易发生阻塞,此时应用生理盐水或 4% 碳酸氢钠 10～15mL 低压冲洗疏通。

(4)腹壁造瘘口护理　用柔软的毛巾或棉球清洗造瘘口周围皮肤,有漏尿刺激时用 0.5% 氯乙定液清洗,每天 1～2 次,保持瘘口周围皮肤清洁与干燥;发现湿疹时,涂氧化锌软膏保护。待瘘口愈合、收缩完成后,使用开口与瘘口匹配的永久性集尿袋,及时清洗和更换集尿袋,以防逆行尿路感染。

(5)膀胱内灌注护理　将药液稀释至 40～50mL,抽于 50mL 注射器内,患者排空膀胱平卧位,无菌插入普通导尿管,通过导尿管将药液注入膀胱内并保留 2h,每隔 15min 改变体位,可按仰卧、左右侧卧、俯卧改变,以使药液充分与膀胱壁接触,发挥作用,提高疗效。

(6)心理护理　让患者表达术后的内心感受,引导患者正视造瘘口及尿路改道后排尿方式的改变,减轻心理负担,增强康复信心。

3. 健康指导

(1)解释膀胱肿瘤治疗后的复发倾向,定期复查的必要性,凡保留膀胱术后 2 年内每隔 3 个月做 1 次膀胱镜检查,以便尽早发现复发或再发肿瘤,及时进行治疗,复发后及时治疗仍有治愈的可能。

(2)告诉患者按医嘱进行膀胱灌注化疗、放疗及免疫治疗等综合治疗的重要性,防止肿瘤复发或再发;提醒患者放疗和化疗可能有骨髓抑制现象,应定期检查血象,以便指导治疗。

(3)指导可控性代膀胱术后患者用腹压排尿,非可控性代膀胱术后患者的集尿袋更换及使用,保持会阴或瘘口周围皮肤清洁,防止尿路逆行感染。

(4)注意休息,增强营养,改变不良生活饮食习惯,鼓励每日饮水 2000～3000mL,适当锻炼身体,提高抵抗力。

(七)护理评价

1.患者排尿或引流是否通畅。

2.患者营养是否均衡。

3.患者焦虑或恐惧是否减轻,情绪是否保持平稳。

4.患者自理能力是否提升。

5.患者皮肤是否完整,有无发生压疮。

6.患者是否接受并适应排尿方式改变。

7.患者是否发生术后出血、感染等并发症。

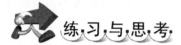 练·习·与·思·考·

(一)选择题

A1 型题

1. 肾癌的血尿特征是　　　　　　　　　　　　　　　　　　　　　　　　　　　( )

　A. 初始血尿　　　　　　　B. 终末血尿　　　　　　　C. 间歇性全程肉眼血尿

　D. 镜下血尿　　　　　　　E. 有痛性血尿

2. 最早表现为腹部肿块的肾肿瘤是　　　　　　　　　　　　　　　　　　　　　( )

　A. 肾癌　　　B. 肾盂癌　　　C. 肾母细胞瘤　　　D. 肾错构瘤　　　E. 肾肉瘤

3. 怀疑肾肿瘤,目前最可靠的影像学检查是　　　　　　　　　　　　　　　　　( )

　A. B 超　　　B. CT　　　C. KUB　　　D. IVU　　　E. 肾动脉造影

4. 泌尿系肿瘤中最常见的是　　　　　　　　　　　　　　　　　　　　　　　　( )

　A. 肾肿瘤　　　B. 输尿管肿瘤　　　C. 膀胱肿瘤　　　D. 尿道肿瘤　　　E. 前列腺癌

5. 膀胱肿瘤的典型表现为　　　　　　　　　　　　　　　　　　　　　　　　　( )

　A. 血尿　　　B. 膀胱刺激征　　　C. 排尿困难　　　D. 尿潴留　　　E. 疼痛

6. 膀胱肿瘤确诊的检查是　　　　　　　　　　　　　　　　　　　　　　　　　( )

　A. B 超　　　　　　　B. CT 或 MRI　　　　　　　C. X 线

　D. 尿液脱落细胞检查　　　E. 膀胱镜

A2 型题

7. 男性,55 岁,血尿 2 周,偶有左腰痛,3 次尿脱落细胞学检查均找到癌细胞,膀胱镜检查见左输尿管口喷血,B 超检查无异常发现,可能的诊断为　　　　　　　　　( )

　A. 肾盂肿瘤　　　B. 膀胱肿瘤　　　C. 肾癌　　　D. 肾母细胞瘤　　E. 肾囊肿

8. 男性,70 岁,近 3 个月来出现无痛性肉眼血尿,应首先考虑的是　　　　　　( )

　A. 肾癌　　　B. 肾盂肿瘤　　　C. 膀胱肿瘤　　　D. 肾结石　　　E. 肾结核

9. 男性,65 岁,近 3 个月来出现无痛间歇性肉眼血尿,血尿常于排尿终末加重,近一周轻度尿痛,应首先考虑的是　　　　　　　　　　　　　　　　　　　　　　　( )

　A. 肾结核　　　B. 膀胱结石　　　C. 肾肿瘤　　　D. 输尿管癌　　　E. 膀胱癌

A3/A4 型题

(10—11 题共用题干)

男性患者,67 岁,因无痛肉眼全程血尿数日来医院就诊,入院后行超声检查,发现右肾有一直径大小为 3.5cm 的实性占位病变。

10.为进一步明确诊断,应采取的辅助检查方法是 （　　）

    A. KUB　　　　　B. IVP　　　　　C. CT　　　　　D. MRI　　　　　E. 动脉造影

11.经检查诊断为肾细胞癌,应采取的治疗方法是 （　　）

    A. 肾脏切除术　　　　　B. 肾部分切除术　　　　　C. 根治性肾切除术

    D. 肾脏切除术＋化疗　　　　　E. 肾肿瘤切除＋化疗

(二)填空题

12.膀胱癌最主要的转移途径是_____。

13.肾癌"三联症"是指_____、_____、_____。

14.根治性肾切除术后易出现_____、_____、_____等并发症。

(三)简答题

15.肾癌的治疗原则是什么? 有哪些治疗方法?

(四)病例分析

16.患者,男性,48 岁,干部。因尿频、间歇性血尿 9 个月,血尿加重 1 个月而住院治疗。

近 9 个月以来,患者排尿次数增多,尤以夜尿为甚,每夜 2～3 次,但无尿急、尿痛。当地医院尿常规检查示 RBC(＋＋＋),WBC(＋),脓细胞少量,B 超提示左肾积水,X 线、膀胱镜检查无异常发现。予抗感染治疗,血尿消失。近 1 个月,血尿再次出现,且为肉眼血尿,故来本院进一步诊治。

体格检查:T 36.4℃,P 86 次/min,R 20 次/min,BP 17.3/9.3kPa。神志清楚,发育营养良好,浅表淋巴结未触及,心肺(一),腹平软,肝脾未及。两肾未扪及,肾区无触痛与叩击痛,输尿管径路及膀胱区无压痛,未及肿块。

辅助检查:排泄性尿路造影(IVU)示左肾不显影。B 超仍提示左肾积水,CT 扫描示左肾实质性肿瘤可能。膀胱镜检查见左侧输尿管口喷鲜血 2 次,膀胱内无异常。

根据以上资料,请问:

(1)该患者的疾病诊断是什么? 应与哪些疾病相鉴别?

(2)写出主要护理诊断。

(3)制订详细的护理措施及健康教育的内容。

(冯小君)

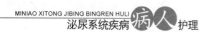
第十节　前列腺增生患者的护理

学习目标

1. 掌握前列腺增生患者的护理措施及膀胱冲洗的护理。
2. 熟悉前列腺增生的临床表现、辅助检查及治疗原则。
3. 了解前列腺增生的病因、病理。
4. 能评估前列腺增生患者的病情变化，并能提出正确的护理措施和健康教育。

DAORU QINGJING

导入情景

张先生，63岁，近几年来出现排尿次数增多，尤其是夜尿次数明显增多，排尿不畅，有时排尿呈滴沥状。请问：

1. 张先生可能发生了什么情况？
2. 你将如何护理？

前列腺增生全称为良性前列腺增生（benign prostatic hyperplasia，BPH），是一种老年男性常见的疾病之一，是引起老年男性排尿困难的最常见病因，也是泌尿外科的常见病。前列腺增生在成人即出现，但产生症状的年龄大多在50岁以后，且随着年龄增长其发病率也不断升高，50岁后出现症状的人达40%～50%，60岁后约为60%，70岁后约为70%，80岁后达到90%。前列腺增生造成尿路梗阻，影响排尿，最终损害肾功能，给老年男性的生活与健康带来严重的危害，值得临床高度重视。

一、病因

前列腺增生有两个必要的条件：一是男性年龄的增长，二是有功能的睾丸，这已得到社会一致的公认和证实。其发病机制有多种学说或多种学说的综合作用，其中最主要的是与雄性激素的作用关系最密切：男性雄激素主要是睾酮，其在5α还原酶的作用下转变为双氢睾酮，双氢睾酮通过血运与前列腺腺上皮细胞的受体结合并被转送到细胞核中，与染色质相互作用促使腺上皮细胞增生，所以双氢睾酮是刺激前列腺增生的主要活性激素。另外，体内雄激素与雌激素的平衡失调（雌激素能增加雄激素与腺上皮细胞的受体结合即雌、雄激素的协同效应），前列腺腺上皮细胞与间质细胞的相互影响，多种肽类生长因子（表皮生长因子、胰岛素样生长因子及成纤维细胞生长因子等）的作用，可能都参与了前列腺增生的发生。

二、病理

前列腺正常的解剖结构大致由前列腺移行带（围绕尿道精阜部位的腺体）、中央带（射精管通过的部位腺体)和外周带三部分组成,各部分分别占前列腺组织的 5%、25% 和 70%。前列腺增生部位起始于移行带,中央带和外周带是前列腺癌的好发部位。前列腺的组织主要由纤维组织、平滑肌组织及腺组织构成,其增生的组织类型有基质型(纤维和平滑肌)、腺泡型(腺组织)及混合型(纤维和腺组织)三种,基质型是前列腺增生的主要病理组织类型和重要特征。由移行带开始增生的前列腺组织将外周的腺体压扁形成假包膜,又称外科包膜。外科包膜使增生的腺体与被挤压的正常前列腺有明显的界线,给手术摘除增生腺体时的分离提供了方便,也不会有使直肠受到损伤的风险。

前列腺增生的病理危害主要是增生体使前列腺段尿道延长、弯曲、受压变窄等引起的尿道梗阻,前列腺基质和膀胱颈部有丰富的 α 肾上腺素能受体。当 α 肾上腺素能受体兴奋时,后尿道平滑肌刺激收缩,进一步加重了膀胱流出道的梗阻。尿道梗阻的程度与前列腺增生的大小不一定成正比,而主要取决于增生的前列腺对尿道压迫的程度。尿道梗阻出现的早期,由于膀胱代偿,可仅为膀胱逼尿肌增强收缩而增厚,肌束形成小梁或假性憩室,输尿管间嵴肥厚;如梗阻继续发展膀胱会失代偿,膀胱容量也会减小,逼尿肌退变,顺应性变差,出现逼尿肌不稳定收缩,患者会出现更加明显的排尿异常症状(尿频、尿急和急迫性尿失禁),长期排尿困难、尿潴留使膀胱高度扩张,输尿管开口处括约肌活瓣功能丧失,膀胱内尿液逆流入输尿管,导致肾积水和肾功能损害。尿道梗阻引起尿潴留还会继发膀胱结石、尿路感染。

三、护理评估

(一)健康史
评估患者的饮食饮水、排泄情况、并发症、既往史和家族史等。

(二)身体状况
前列腺增生的症状与体征,随着前列腺增生的进展而逐渐出现,但其严重程度并不与增生病理呈正比,而是与前列腺增生引起尿路梗阻的程度、膀胱的功能、前列腺增生并发的情况及症状诱发因素等有关。其症状主要有两类:一类是尿路梗阻相关症状,二类是并发症的症状。

1. 尿频 是前列腺增生患者最早出现也是最常见的症状,且逐渐加重,尤其是夜尿次数增多,一般是每夜 2~3 次,多到十余次,严重影响患者睡眠。引起尿频的早期原因是膀胱颈口充血、膀胱逼尿肌代偿,后期是由于尿道梗阻严重后膀胱的残尿量增多、有效容量减少、顺应性降低等因素所致。当前列腺增生并发尿路感染和结石时,还可伴有膀胱刺激征即尿频、尿急、尿痛。

2. 排尿困难 前列腺增生典型的症状为排尿困难,其原因有增大前列腺的机械性梗阻和膀胱出口平滑肌痉挛的动力性梗阻等。患者刚开始表现为排尿缓慢、费力、用腹压、尿射程缩短,逐渐发展为尿线变细,再以后尿流不成线呈滴沥状、尿不尽感等。

3. 尿潴留和尿失禁 当排尿严重困难后,患者每次排尿结束,膀胱内残余尿量不断增加引起尿潴留;当存留大量残余尿的膀胱过度膨胀,膀胱内压力增高超过尿道的阻力时,尿液可随时自行从尿道口溢出引起充盈性或充溢性尿失禁,患者夜间熟睡盆底肌肉松弛时更易出现,也可伴有强烈尿频、尿急的急迫性尿失禁。当有天气寒冷、疲劳、饮酒或辛辣饮食、久坐、便秘及感染等诱发因素作用时,患者会突然完全无法排尿,不久即感下腹胀满,疼痛难忍,引起急性尿潴留,常需去急诊处理,其原因可能是由上述的各种诱发因素致前列腺腺体和膀胱颈口急性充血水肿,从而完全阻塞尿道。

4. 并发症及其他症状 前列腺增生患者的膀胱三角区或颈口或尿道前列腺部黏膜表面常有静脉血管扩张或充血,排尿时可破裂出血引起血尿,可为间歇性肉眼血尿;出血量大时形成血块充满膀胱,刺激膀胱黏膜,甚至阻塞尿道,出现相应的症状,所以有时也需与膀胱炎症、结石及肿瘤等引起的血尿相鉴别。前列腺增生的慢性尿潴留可引起上尿路扩张肾积水,最终损害肾功能,出现食欲不振、乏力、恶心呕吐、高血压及贫血等表现。患者长期排尿困难而导致腹内压增加,可出现痔、脱肛、腹沟沟疝等表现。

5. 直肠指检 前列腺紧贴直肠前壁,直肠指检时可清楚触及,正常前列腺一般为栗子大小,质地韧或中等,表面光滑,中央有沟存在。若摸到前列腺增大、中央沟变浅或消失甚至凸出即为前列腺增生。按指检情况可对前列腺增生进行分度描述,但有多种经验分度,没有统一,如有这样三度分法:Ⅰ度增生为腺体增大、中央沟变浅;Ⅱ度增生为腺体明显增大,中央沟消失或略凸出;Ⅲ度增生为腺体显著增大,中央沟明显凸出,甚至手指不能触及腺体上缘。直肠指检前列腺不大不能说明其不增生,当前列腺增生的部位和方向不凸入直肠时,指检不一定能触及。直肠指检是前列腺增生初步诊断首先应进行的简便而重要的方法,也可与前列腺癌、膀胱颈口硬化及神经源性膀胱等引起的排尿困难作初步鉴别。

(三)辅助检查

1. B超检查 不仅可检测前列腺的大小、形态及结构(正常前列腺的大小为 $4cm \times 3cm \times 2cm$,呈椭圆形,左右对称),还可测定残余尿量,明确膀胱内有无结石、肿瘤、憩室及了解上尿路情况。前列腺 B 超主要经直肠或下腹部进行,专科以经直肠途径最常用。

2. 尿流动力学检查 对前列腺增生患者主要做尿流率测定,是反应前列腺增生引起下尿路梗阻严重程度(排尿困难)的客观指标,能作为治疗方案决定的参考,手术前后对比可判别治疗效果;最大尿流率$<15mL/s$,平均尿流率$<8mL/s$,说明尿路梗阻存在,最大尿流率$<10mL/s$ 可作为手术治疗指征。要明确膀胱和尿道内压变化、膀胱逼尿肌和尿道括约肌的功能改变等,还需收集尿流动力学检查的其他客观数据,以较全面了解排尿困难的原因。

3. 膀胱尿道镜检查 能直接观察前列腺增生凸入膀胱或后尿道的情况,并可明确膀胱内有无肿瘤、结石、憩室等,从而鉴别导致血尿的原因,并决定手术治疗的方案。

4. 其他检查 血清前列腺特异性抗原(PSA)测定可鉴别前列腺癌,除 B 超测定残余尿量外,还可用排尿后导尿法、膀胱造影法测定,放射性同位素肾图可了解两肾功能和上尿路通畅情况,术前做实验室检查和心、肺、肝、肾功能等检查。

(四)心理-社会状况

评估患者及其家属对伤情、手术风险及术后并发症的认知程度,以及治疗所需费用的承受能力。

(五)处理原则

前列腺增生如无尿路梗阻症状和膀胱、肾功能障碍等并发症者可先观察,无须特殊治疗;如已有尿路梗阻症状但较轻或年老体弱、心肺功能不全等而不能耐受手术者可采用药物治疗等非手术治疗;如出现手术指征者应尽早手术治疗。

1. 紧急处理 当前列腺增生引起急性尿潴留时,一般应先插导尿管并留置以引流尿液,若普通导尿管插入困难,可在应用 α 肾上腺素受体阻滞剂松弛膀胱颈和后尿道,或尿道表面麻醉下试插前列腺导尿管;如仍不能放入,待膀胱剧烈胀尿时可行耻骨上膀胱穿刺抽尿或造瘘术;留置导尿或膀胱造瘘引流尿液一段时间后,膀胱功能改善又无手术禁忌患者再择期手术治疗。

2. 药物治疗　目前常用的药物主要有三大类:①5α 还原酶抑制剂:主要代表药物为非那雄胺(保列治),每次 5mg 口服,每天 1 次。该药通过抑制 5α 还原酶,使睾酮转变为活力更强的双氢睾酮减少,增生的前列腺部分萎缩而改善排尿症状。其特点为疗效确切,但起效时间较长,需长期服药,停药后症状易复发。②α$_1$ 受体阻滞剂:第一代代表药为酚苄明(竹林胺),每次 5～10mg 口服,每天 1 次。第二代代表药有哌唑嗪,每次 1～2mg 口服,每天 2 次;阿夫唑嗪(桑塔),每次 2.5～5mg 口服,每天 2 次;特拉唑嗪(高特灵),每次 1～2mg 口服,每晚睡前 1 次。第三代代表药为坦索罗辛(哈乐),每次 0.2mg 口服,每日 1 次。该类药通过抑制膀胱颈部、尿道前列腺部的 α$_1$ 肾上腺能受体,降低该部平滑肌张力,使排尿通畅。其疗效显著,与保列治合用更受推崇。③天然植物类药物:代表药有前列康、舍尼通、伯必松、通尿灵等,作用有调节性激素代谢,抑制 5α 还原酶、生长因子,协调膀胱功能等。

3. 腔内手术治疗　当前列腺增生患者出现严重尿路梗阻症状,残余尿量＞60mL 或曾有过急性尿潴留、并发尿路感染或膀胱结石或肾功能损害等,药物治疗效果不佳而一般情况良好时,应尽早手术治疗。腔内手术有经尿道前列腺电切术(transurethral resection of the prostate，TURP)、经尿道前列腺电气化术(transurethral vaporization of the prostate，TUVP)、激光消融术等多种,现已被临床广泛应用,但以 TURP 较成熟。

4. 开放手术治疗　是前列腺增生治疗最有效的方法,包括耻骨上经膀胱前列腺增生体摘除术、耻骨后前列腺切除术及经会阴前列腺切除术,临床上采用前两者居多。

5. 其他治疗　有冷冻治疗、微波和超声治疗、球囊扩张术及前列腺尿道支架等的应用。

四、常见护理诊断/问题

1. 排尿异常　与膀胱出口梗阻、逼尿肌损害、留置导管和手术刺激等有关。

2. 疼痛　与手术、导管刺激引起的膀胱痉挛有关。

3. 有感染的危险　与尿路梗阻、留置导尿、伤口引流不畅、术后免疫能力低下有关。

4. 恐惧或焦虑　与自我观念(老年)和角色地位受到威胁、担忧手术及预后有关。

5. 潜在并发症　术后前列腺窝出血、膀胱痉挛、尿失禁、感染、电切综合征(transurethral resection syndrome，TURS)等。

五、护理目标

1.患者排尿正常。

2.患者疼痛缓解或消失。

3.患者未出现感染。

4.患者情绪平稳。

5.患者并发症未发生或发生时得到及时处理。

六、护理措施

(一)非手术治疗护理或术前护理

1.一般护理 嘱患者进食富营养易消化、含粗纤维的食物,以防便秘;忌饮酒和辛辣食物;鼓励患者白天多饮水,勤排尿。生活规律,保证充足睡眠,天气寒冷时应注意保暖,避免劳累、情绪激动、久坐或长时间骑车等,防止引起急性尿潴留。

2.心理护理 向患者介绍经管医师、护士及病室环境,消除患者的陌生感,增强患者的安全感。耐心地给患者做本病的健康教育指导。多与患者交流,耐心地听患者倾诉,及时答疑解惑。做好家属工作,解除患者后顾之忧。

3.用药护理 按医嘱正规、及时地服用 5α 还原酶抑制剂和 α_1 受体阻滞剂等;保列治一般服用 3 个月才开始起效,应长期坚持服用,停药易使症状复发加重;同时注意药物的不良反应,如头晕、头痛、鼻塞、恶心呕吐、乏力、直立性低血压等,但多较轻微,严重者可再就诊处理。

4.术前准备 控制血尿,凝血机能差者,可给予适当补全血、血小板等,并备足血量待输。急性尿潴留留置导尿或膀胱造瘘者,应保持管道通畅,既要解除梗阻,又要改善肾功能;伴尿路感染者,应鼓励多饮水,必要时给予间断膀胱冲洗或遵医嘱应用抗生素,待膀胱逼尿肌功能恢复、肾功能改善、尿路感染控制后再做手术。前列腺增生患者大多年事已高,往往合并心、肺、肝、肾等脏器功能的损害,术前应进行全面仔细的检查及相应治疗,待病情稳定后再行手术,减少麻醉和手术的危险。预防感冒,做深呼吸,进行咳嗽排痰练习。训练床上大小便,便秘者给予缓泻剂,术前晚灌肠,术前禁食 12h,晨起禁水,术前 1d 备皮等。

(二)术后护理

1.一般护理 手术后第 1 天取平卧位,减少活动,防止出血;第 2 天改半卧位,以利于引流。鼓励患者做深呼吸和有效咳嗽,痰多者给予雾化吸入,减少肺部并发症;卧床期间给予患者下肢肌肉按摩,防止下肢静脉血栓形成;拔管后方可下床活动,活动应循序渐进,须有人陪护,防止意外。手术后禁食、禁水,肠蠕动恢复后可进流质,逐步过渡到半流质、普食;多饮水以增加尿量,多食纤维素高的食物以防便秘,避免因排便用力使前列腺窝出血。加强基础护理和生活护理,如做好晨、晚间口腔护理;保持床铺整洁干燥,保持腹部、臀部、会阴部皮肤清洁干燥,预防湿疹和压疮发生,尽量满足患者需要等。

2.观察病情 严密监测生命体征和意识状态,尤其是原有心血管系统疾病的患者,TURP 中采用截石位,双下肢血液因重力作用流向身体较低部位,而术后放平肢体,大量血液于一瞬间移向下肢,易出现血压骤降和心功能障碍。应密切观察引流液或膀胱冲洗液的颜色与量,以便及时发现和处理术后出血并发症,出血量多时极易造成管道阻塞,引发一系列问题。观察有无疼痛、腹胀、恶心呕吐、管周漏尿以及拔管后排尿情况等,以便分析原因,给予相应处理。记录 24h 出入量,尿量=排出量-冲洗量。

3.三腔导尿管护理 手术结束时留置的三腔导尿管,气囊注入无菌盐水 30～40mL,并牵拉导尿管用布胶固定于大腿内侧或做一定牵引力的牵引,以气囊压迫前列腺窝防止窝面渗血,6h 后或术后第 2 天早晨放松。回到病房后立即做膀胱冲洗。

4.引流管护理 妥善固定各引流管;保持气囊导尿管、膀胱造瘘管的通畅,翻身时,注意引流管有无移位和脱落,确保各管不扭曲、不折叠,并定期挤压引流管,防止血块堵塞;每日用新洁尔灭棉球擦洗尿道口 1 次,每天或隔天更换引流袋,防止逆行感染。

耻骨后引流管术后 3～4d,待引流量很少时拔除;TURP 术后 3～5d 即可拔出导尿管,耻骨上经膀胱前列腺切除术后 5～7d 及耻骨后前列腺切除术后 7～9d 拔除导尿管;术后 10～14d,若夹闭膀胱造瘘管训练排尿通畅则可拔出造瘘管,然后用凡士林油纱布填塞瘘口,排尿时用手指压迫瘘口敷料以防漏尿,一般 2～3d 瘘口愈合。

5. 术后出血的护理 早期出血多发生在术后 1～2d,若发现引流液或膀胱冲洗回流液颜色深红或发生血凝块,甚至出现面色苍白、血压下降、脉搏细速等休克症状,提示术后出血并发症,需立即报告医生处理。晚期出血多发生在术后 1～4 周,由于电凝痂脱落,合并感染或过度活动等引起,需急诊处理,故手术 1 周后,患者逐渐离床活动时应避免腹压增高,保持大便通畅,避免用力排便,禁止灌肠或肛管排气,以免造成前列腺窝出血。

6. 术后感染的护理 术后留置管道、出血、免疫力低下等原因易引发尿路感染和精道感染,为防止感染,每日以 0.5% 碘伏棉球擦拭尿道口 2 次,尿道口保持清洁,勤换内裤;尿袋应低于膀胱水平以下,以防止逆流,及时更换尿袋并严格无菌操作;早期应用抗生素。

7. 膀胱痉挛的护理 膀胱痉挛可引起阵发性剧痛,患者痛苦不适,严重时导致膀胱冲洗不畅、逆流及出血,多因逼尿肌不稳定、导管刺激、血块堵塞冲洗管等原因引起。术后留置硬脊膜外麻醉导管,按需定时注射小剂量吗啡进行自控镇痛,对预防阵发性剧痛有良好效果;也可用口服硝苯地平、丙胺太林、地西泮或用维拉帕米 30mg 加入生理盐水内冲洗膀胱等方法处理。

8. 尿失禁的护理 拔除导尿管后患者常出现尿频、尿急、轻度尿失禁,多为暂时性,原因为手术损伤尿道括约肌而未完全恢复。嘱患者做盆底肌肉收缩训练:放松腹部和大腿肌肉,收紧肛门 2～3s,放松片刻再收紧如此反复,每天数次,每次 20～30min;同时指导患者尽量忍耐以增加膀胱容量,一般 1～4 周可恢复。

9. TURS 的护理 因 TURP 时间过长,冲洗液被大量吸收入血使血容量急剧增加,血液被稀释,血钠降低,血浆渗透压下降,表现为血压一过性升高,继之下降,伴心动过缓、烦躁不安或神志淡漠、胡言乱语等,很快出现明显的脑水肿、肺水肿、心力衰竭等一系列临床表现。应立即减慢输液速度、吸氧,给利尿剂、脱水剂,以及强心、纠酸等处理。

10. 心理护理 术后继续给予患者及其家属心理上的支持。向患者讲解治疗过程及护理措施,做好健康教育;帮助患者适应角色转换,当患者出现不良心理反应时应找出原因并加以干预。建立良好的护患关系。

(三)健康指导

1.告诉患者即使在非手术治疗期间,也应避免受凉、劳累、饮酒、便秘等,以防急性尿潴留的发生。

2.解释继发性出血的原因,术后 1～3 个月内应避免剧烈活动,如快速上下楼梯、登山、跑步、骑自行车、性生活等。

3.术后前列腺窝的修复需 3～6 个月,因此术后可能仍会有排尿异常的现象。嘱患者白天应多饮水,每天保持尿量在 2000mL 以上,定期作尿常规、尿流率及残余尿量检查。指导患者经常有意识地锻炼提肛肌,以加强尿道括约肌功能。有明显的血尿等严重症状并持续时,速来医院就诊。

4.说明前列腺手术后常会出现逆行射精,但不影响性生活,少数会出现阳痿,可予以心理辅导,并做针对性治疗。

七、护理评价

1.患者排尿是否恢复正常,排尿是否通畅、能否控制。

2.患者疼痛是否减轻,有无疼痛症状。

3.患者的焦虑或恐惧是否消失,情绪是否稳定。

4.患者有无发生感染,有无体温升高、伤口红肿及尿液浑浊等。

5.患者是否有血尿,血尿程度如何,生命体征是否平稳,并发症是否得到预防或及时处理。

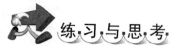 练·习·与·思·考·

(一)选择题

A1 型题

1.前列腺增生的最初表现是 （　　）

  A.肾绞痛　　　B.肉眼血尿　　　C.尿频　　　　　D.尿流中断　　　E.排尿困难

2.前列腺增生最严重的表现是 （　　）

  A.尿频　　　　　　　　B.尿失禁　　　　　　　　C.急性尿潴留

  D.膀胱刺激征　　　　　E.进行性排尿困难

3.前列腺增生引起急性尿潴留的诱因下列哪点除外 （　　）

  A.饮水　　　B.受凉　　　　　C.疲劳　　　　D.饮酒　　　　E.便秘

4.老年男性患者出现排尿困难,首先应进行的检查是 （　　）

  A.B超或CT　　　　　B.膀胱镜　　　　C.试插导尿管

  D.尿流动力学检查　　　E.直肠指检

5.患者进行膀胱镜检查后出现血尿和疼痛,下列处理不正确的是 （　　）

  A.给予止痛药物　　　B.给予镇静和安定药物　　　C.嘱患者减少饮水,以减少排尿

  D.卧床休息　　　　　E.应用抗生素

A2 型题

6.男性,65岁,夜尿频、排尿困难2年,直肠指检发现前列腺表面光滑,中央沟消失,导尿管能插入膀胱,测定残余尿量为60mL,该患者应诊断为 （　　）

  A.前列腺增生　　　　B.前列腺癌　　　　　　C.神经源性膀胱

  D.尿道狭窄　　　　　E.膀胱颈挛缩

A3/A4 型题

(7—9 题共用题干)

男性,83岁,平时夜尿频、排尿不畅,6h前饮酒后突然出现下腹胀痛,不能自解小便,下腹部叩诊浊音,直肠指检可触及增大的前列腺,光滑、质韧、中央沟消失。

7. 根据上述症状体征,患者最可能的诊断是　　　　　　　　　　　　　　（　　）

    A.前列腺增生　B.前列腺癌　　C.前列腺结核　D.膀胱炎　　　E.膀胱结石

8. 首要的处理措施是　　　　　　　　　　　　　　　　　　　　　　　　（　　）

    A.留置导尿　　　　　　B.口服 α-受体阻滞剂　　　C.急诊手术

    D.膀胱穿刺造瘘　　　　E.解痉

9. 医嘱拟行 TUR-P 手术,下列术前护理措施不正确的是　　　　　　　　　（　　）

    A.给予粗纤维易消化食物　　B.忌饮酒和辛辣食物　　C.每日询问患者的排尿情况

    D.限制患者水分摄入　　　　E.保证充足的睡眠

(二)填空题

10. 前列腺增生的主要临床表现是_____、_____、_____、_____。

(三)简答题

11. 简述前列腺增生的非手术疗法。

(冯小君)

第十一节　肾移植患者的护理

学习目标

1.掌握肾移植患者的护理要点。

2.熟悉肾移植的健康指导要点。

3.了解肾移植的适应证。

4.能正确实施肾移植的手术前准备和手术后护理措施。

DAORU QINGJING
导入情景

男性,35 岁。因原发性肾小球肾炎致慢性肾功能衰竭而进行肾移植手术,现患者手术后返回病房。

如果你是当班护士,请问:

1.该患者如何开展整体护理?

2.如何运用专业知识进行健康指导?

移植(transplant)是将一个个体的细胞、组织或器官用手术或其他措施移植到自己体内或另一个体的某一部位的统称。移植的细胞、组织或器官称为移植物;提供移植的个体称为供者或供体。肾移植(renal transplant)就是将健康转移者的肾脏移植给有肾脏病变并丧失肾脏功能的患者。肾移植是治疗终末期肾脏疾病最主要的手段,是所有的同种大器官移植中完成最多,成功率最高的一种。人类首例肾脏移植成功是在 1954 年。

肾移植是慢性肾功能不全最理想的治疗方法,故凡是慢性肾功能不全发展至终末期,均可用肾移植治疗。但为了提高肾移植存活率,临床上选择合适的患者较为严格,一般从病情、原发病种类、年龄等方面考虑。从原发病来讲,最常见的适合做肾移植受者的原发病是原发性肾小球肾炎,其次是慢性肾盂肾炎、间质性肾和囊性肾病。年龄虽然不是选择的主要指标,但以在 15～55 岁的青壮年为好。

肾移植手术多采用髂窝内移植(见图 2-4),将供肾动脉与髂内动脉吻合,供肾静脉与髂外静脉吻合,供肾输尿管与膀胱吻合。一般情况下无须切除受者的病肾,但在某些特殊情况下则必须切除,如病肾为肾肿瘤、严重肾结核、巨大多囊肾、多发性肾结石合并感染等。

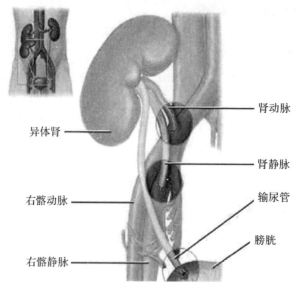

图 2-4　肾移植示意图

一、护理评估

(一)健康史

了解患者肾病的病因、病程及诊疗情况;出现肾衰竭的时间及药物治疗的经过,行血液透析治疗的频率和效果等。

(二)身体状况

1. 全身　患者的生命体征是否平稳、营养状况、有无水肿、贫血或皮肤溃疡等;患者是否有排尿及尿量情况,有无排尿困难和排尿疼痛等;有无其他并发症或伴随症状。

2. 局部　肾区有无疼痛、压痛、叩击痛以及疼痛的性质、范围、程度。

(三)辅助检查

除术前常规实验室、影像学检查外,还应评估供、受者间相关的免疫学检查情况,如血型是否相符、HLA 配型形容程度、淋巴细胞毒交叉配合试验及群体反应性抗体检测结果;了解尿及咽试子细菌的培养结果等。

(四)心理-社会状况

肾移植患者常存在复杂的心理反应,如焦虑、恐惧、对手术期望值过高,而对手术可能出现的问题考虑较少等。

二、常见护理诊断/问题

1. 焦虑与恐惧　与担心手术及其效果有关。

2. 营养失调,低于机体需要量　与食欲减退、胃肠道吸收不良及低蛋白饮食有关。

3. 有口腔黏膜受损的危险　与应用免疫抑制剂及感染易感因素增加有关。

4. 潜在并发症　出血、感染、急性排斥反应、尿瘘等。

三、护理目标

1. 患者情绪稳定,焦虑减轻或缓解。

2. 患者营养状况得到改善。

3. 患者口腔黏膜完好无损。

4. 患者移植术后并发症得到预防或被及时发现及治疗。

四、护理措施

(一)术前准备

1. 供体的选择　尽管人们都希望为受体找到配型完全相同的供者器官,但多数情况下这只能在同卵双生或者少数兄弟姐妹间实现。供体同卵孪生最佳,依次为异卵孪生、同胞兄弟姐妹、父母子女间、血缘相关的亲属及无血缘关系者之间。尸体供体是最后的选择。

2. 供者器官的切取和保存　器官切取应尽量减少器官的热缺血时间,因为常温下缺血对器官的损伤最为严重,一般热缺血时间不应超过 10min。切除供者脏器后,用器官灌洗液(0~4℃)快速灌洗器官,尽可能冲净其内血液,使器官保持冷缺血状态,并保存于 2~4℃灌洗液的容器中直至移植。

3. 患者准备　除手术前常规准备外,还应做好与手术本身有关的准备。①查血型、交叉配合与细胞毒性试验和 HLA 定型。②术前 1~2d 将患者转移至隔离病房。③保证充足的睡眠和休息。④遵医嘱给予抗生素、泼尼松、氢氧化铝、降压药等。⑤特别注意纠正肾衰竭存在的氮质血症、水电解质及酸碱失衡、低蛋白血症等,使机体有充分的储备力。

4. 病室准备　包括:①病室消毒:隔离病房应朝阳、通气。术前 1d 用 0.5% 过氧乙酸擦拭室内一切物品和墙窗,再用福尔马林或乳酸熏蒸消毒;次日再用 0.5% 过氧乙酸擦拭一遍。②病室物品:除手术后必备的一般物品外,另加尿相对密度计、量杯、痰杯、引流瓶、紫外线灯、专用药品柜、监护仪及隔离衣、帽、鞋等。

(二)术后护理

1. 病情观察　①生命体征:术后 3d 内每小时观察一次,以后根据情况调整为每 4 小时一次。②尿液:观察尿液颜色,术后 3d 内,每小时测量尿量及尿相对密度,3d 后可 4~8h 测量一次,每日查尿常规。③肾功能和体液平衡:早期每日或隔日查血常规、血肌酐、尿素氮、电解质等,每日测量体重。④排斥反应预兆:全身表现为突然精神不振、少语乏力、头痛、关节酸痛、食欲减退、心悸气短等；也可出现多汗、多语、恐惧、体温骤然升高、体重增加、血压增高、尿量减少、两肺啰音及喘鸣等。局部表现为移植肾区闷胀感、肾增大、压痛、质硬、阴茎水肿等。⑤糖皮质激素副作用：如皮疹、痤疮、脓疱疮、消化道出血等。

2. 体位　安置平卧位，术侧下肢髋、膝关节各屈曲 15°～25°，禁止突然变化体位，以减少切口疼痛和血管吻合口张力，有利于愈合。待手术切口拆线后可起床适当活动，活动量应从室内逐渐扩展至室外。

3. 饮食　合理的饮食和充足的营养素摄入对维持移植肾功能稳定、术后康复有重要意义。肠蠕动恢复后，可给予高热量、高维生素、低蛋白、低盐、易消化的饮食，忌油腻，鼓励患者多饮水。

4. 静脉输液　肾移植后给患者静脉输液时，原则上不经手术侧的下肢或血液透析的动静脉造瘘的上肢为穿刺点。

5. 引流管　肾移植患者术后通常有静脉输液导管、负压引流管、导尿管等。护理人员要经常检查各种导管是否通畅，防止扭曲、堵塞、脱落等现象。保持引流管的正确位置，经常挤压引流管并保证其处于负压状态。

6. 口腔护理　肾移植患者术后服用免疫抑制药物，机体抵抗力较差，易发生口腔溃疡和真菌感染。应每日给予口腔护理 2 次，漱口水应根据患者口腔 pH 来选择适宜的漱口液，pH 过高，易发生细菌感染，pH 过低，易发生真菌感染。

(三)术后并发症的护理

1. 排斥反应　临床最常见的是急性排斥反应，可以发生在术后任何时候，故应加强对肾移植术后患者的观察，以便及时发现排斥反应的征兆并处理。主要症状有寒战高热，移植物肿大而引起局部肿痛，患者一般状态较差，移植器官功能减退。术前、术中及术后常规使用免疫抑制剂，以抑制排斥反应。

2. 感染　是常见并发症，也是导致移植患者死亡的主要原因之一。常发生在切口、肺部、尿路、皮肤、口腔等部位，致病菌可为化脓性菌，也可为真菌，故应严密观察，细心护理。如针对口腔感染，除定时进行口腔护理外，每周应做 1～2 次咽拭培养，一旦发现真菌性口腔炎征象，如咽峡、上颌及舌根有白膜黏附，应及时涂片找真菌。对真菌阳性者，及早给予制霉菌素及克霉唑治疗。若发现患者呼吸急促，应怀疑肺部感染，及时行肺部 X 线检查。

3. 消化道出血　术前应行钡餐检查，排除溃疡病；术后可用保护胃黏膜药物及抗酸药物（如氢氧化铝凝胶、复方氢氧化铝、西咪替丁等）预防；一旦出血，局部和全身用止血药，静脉滴注抗酸药；严重者，应输血，必要时进行手术治疗。

4. 精神症状　用抗排斥药物可引起精神症状，如兴奋、情绪波动、烦躁、多疑、迫害妄想、拒绝治疗等，应严密观察，耐心护理，防止意外发生。

5. 尿路梗阻　若移植肾突然出现尿闭，应立即手术，去除梗阻原因。

6. 尿瘘　若发现尿量减少，切口有尿液外渗，表明有尿瘘存在，应立即更换切口敷料，行负压吸引，一般能自行愈合；对不能自愈者，应进行手术修补。

7. 血管吻合口渗血　移植肾血管吻合口可有渗血，甚至形成血肿；渗血较多可出现血容量不足的症状，血肿压迫输尿管可引起尿闭。手术后安置患者平卧 1 周，是预防渗血和血肿的重要措施，一旦出现血肿，应行血肿清除及引流术。

8. 蛋白尿　肾移植术后有不同程度的蛋白尿,可在数周后自行消失。术后可每日测尿蛋白含量,一般在 2 周后下降至 0.1g/L 以下。

9. 高血压　应明确病因,及时治疗。

(四)健康指导

1. 饮食　术后应给予高热量、低蛋白及高维生素的饮食,以利于术后的恢复。

2. 正确服药,预防感染　肾移植术后患者需要长期服用免疫抑制剂,以预防排斥反应,在服用免疫抑制剂时应严格按照医嘱服用,切忌自行调节剂量。

3. 自我监测　对于肾移植术后患者,要指导他们在出院后能对自己的病情进行简单的检测,如对体温、体重、血压、尿量等的观察。如发现近期有体重增加明显,尿量减少等症状,需考虑移植肾的功能不全,需来医院进一步检查。

4. 保护移植肾　对移植肾部位进行保护,保暖等措施,避免该部位的受伤,尽量延长移植肾的存活时间。

5. 定期复诊　因为大部分的移植肾均会或多或少地产生排斥反应,故患者应定期到医院复诊,以了解移植肾的情况,从而调整治疗方案,以达到更好的治疗效果。

五、护理评价

1.患者的焦虑或恐惧是否消失,情绪是否稳定。

2.患者营养状况是否得到及时改善或纠正,是否耐受手术。

3.患者口腔黏膜是否完整,是否发生溃疡或愈合。

4.患者是否发生抑制肾脏功能衰竭、排斥反应、感染、出血等并发症,是否得到及时发现并处理。

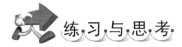 练·习·与·思·考·

(一)选择题

A1 型题

1.肾移植术后最常见和最严重的并发症是　　　　　　　　　　　　　　　(　　)

　　A.肺不张　B.泌尿系感染　C.排斥反应　D.骨髓抑制　E.胃十二指肠溃疡出血

2.目前各类脏器移植中效果最好的是　　　　　　　　　　　　　　　　　(　　)

　　A.肝移植　　　　B.肾移植　　　　C.心脏移植　　　　D.胰腺移植　　　　E.肺移植

3.肾移植患者术后取　　　　　　　　　　　　　　　　　　　　　　　　(　　)

　　A.平卧位,肾移植侧下肢屈曲 $15°\sim25°$　　　B.平卧位,双下肢抬高 $35°\sim45°$

　　C.半卧位　　　　　　　　　　D.患侧卧位　　　　　　　　E.俯卧位

(二)填空题

4.最常见的适合做肾移植受者的原发病是_____。

(三)名词解释

5.移植

(四)简答题

6.肾移植急性排斥反应有哪些症状?

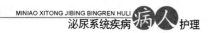

7. 肾移植术后的并发症有哪些?

(王　颖　冯小君)

第十二节　泌尿系结核患者的护理

学习目标

1. 掌握泌尿系结核患者的护理要点。
2. 熟悉泌尿系结核的临床表现、治疗。
3. 了解泌尿系结核的病因、病理。
4. 能对泌尿系结核患者实施正确有效的手术前准备和手术后护理措施。

DAORU QINGJING
导入情景

男性,35 岁,3 个月前出现尿频、尿痛、无痛性血尿,偶尔有乏力、盗汗、午后低热等症状,加重 1 个月。曾服用抗生素治疗,未见明显好转。来医院就诊。

如果你是当班护士,请问:

1. 该患者应如何开展整体护理?
2. 如何运用专业知识进行健康教育?

肾结核(renal tuberculosis)多发生在 20～40 岁的青壮年,男性多于女性,比例为 2∶1。近年来,平均发病年龄有上升的趋势,老龄患者也相应增多。

一、病因

泌尿系结核的起源是肾,绝大多数由肺结核经血行播撒引起。少数继发于肠结核或骨关节结核。可累及肾、输尿管、膀胱、尿道、前列腺、精囊、睾丸、输精管、输卵管等部位。肺结核经血行播散引起肾结核要经过 3～10 年甚至更长时间,故肾结核极少发生在 10 岁以内的小儿身上。

二、病理

结核杆菌由原发病灶经过血行进入肾小球血管丛,在双侧肾皮质形成多发性微结核病灶,即病理肾结核。若患者免疫状况良好,可全部愈合。若患者免疫力较低,肾皮质结核病灶不愈合则发展为肾髓质结核,即临床肾结核、多数为单侧病变。病理改变主要是结核结节、溃疡、干酪坏死、空洞、纤维化等。

肾髓质结核不能自愈,并进行性发展,肾乳头发生溃疡、干酪样坏死,病变蔓延至肾盏并扩散累及全肾。纤维化可使肾盏颈或肾盂出口狭窄,形成局限的闭合性脓肿或无功能的结核性脓肾。结核钙化可以是愈合的结核病灶,也可使全身成为弥漫性钙化肾。

结核病变经肾盏黏膜表面、黏膜下层和结核杆菌尿液的直接接触扩散至输尿管、膀胱和尿道。纤维化的输尿管呈僵硬条索样,管腔狭窄可致肾积水和结核性脓肾。有时输尿管完全闭合,含菌的尿液不能再进入膀胱,膀胱病变反见好转,膀胱刺激征缓解,尿中亦无明显改变,即为临床所谓的"自截肾"(autonephrectomy)。膀胱结核继发于肾结核,始于输尿管开口周围,后扩散至膀胱他处。起初膀胱黏膜充血、水肿,可有浅黄色结核结节,而后形成溃疡、肉芽肿或纤维化,使患侧输尿管口狭窄或呈"洞状",引起上尿路积水或反流。病变严重,广泛纤维化时,可形成挛缩性膀胱,容量不足 50mL;还可引起健侧输尿管口狭窄或"闭合不全",从而形成肾结核对侧肾积水。尿道结核形成的溃疡、纤维化可导致尿道狭窄。

三、护理评估

(一)健康史

评估有无诱发泌尿系结核的因素,如营养不良、抵抗力下降等;有无与结核患者密切接触史。

(二)身体状况

早期肾结核患者多无临床表现,尿频是多数泌尿系统结核患者最早出现的临床症状,发病过程一般较为缓慢。

1. 膀胱刺激征　75%～85%的患者有此症状。肾结核的尿频症状具有发生最早、进行性加重和消退最晚的特点。少数病例可由于输尿管病变导致早期闭塞,结核病变不能延及膀胱而不出现尿频、尿急、尿痛等症状。

2. 血尿和脓尿　较为常见,有 60%～70%的患者可出现血尿。血尿可为肉眼或显微镜下血尿,常与尿频症状并发,多为终末血尿,多由膀胱结核所致。少数病例可由于肾内病变而引起全程肉眼血尿。由于肾脏和膀胱的结核性炎症,尿液中可出现大量脓细胞,同时在尿液内亦可混有干酪样物质。脓尿的发生率为 20%左右。

3. 肾区疼痛和肿块　肾结核一般无明显腰痛。患侧腰痛常在晚期形成结核性脓肾或病变延及肾周围时出现。并发对侧肾积水时可出现对侧腰痛。病变严重者可引起结核性脓肾,肾脏体积增大,腰部存在肿块。

4. 男性生殖系统结核　肾结核男性患者中 50%～70%合并生殖系统结核。虽然病变主要从前列腺、精囊开始,但临床上表现最明显的是附睾结核,附睾可触及不规则硬块。输精管结核病变时,变得粗硬并呈"串珠"样改变。

5. 全身症状　多不明显。晚期肾结核或合并其他脏器活动性结核时可出现低热,盗汗、消瘦及贫血等症状。

(三)辅助检查

1. 尿液检查　尿呈酸性,有脓细胞、少量蛋白及红细胞,连查三次晨尿结核杆菌,若结果为阳性对诊断肾结核有决定意义。结核杆菌培养费时较长但可靠,动物接种已较少采用。

2. 影像学检查　可判断病变在何侧肾,也可判断肾损害程度,是确定肾结核治疗方案的主要手段,以 X 线检查最为重要。

(1)X 线检查 泌尿系统平片可见到病肾钙化,甚至全肾钙化。排泄性尿路造影及逆行性肾盂造影,早期肾结核表现为肾盏边缘不光滑如虫蚀状,继而肾盏、肾盂不规则地扩大或模糊变形,形成空洞。输尿管僵硬呈虫蚀状,管腔狭窄。若全肾广泛被破坏、肾功能低下或完全丧失,肾盏、肾盂不明显。

(2)超声检查 对严重肾结核可确定病变部位、明确对侧肾有无积水、膀胱是否挛缩。

(3)CT 和 MRI 一般不用于诊断肾结核,多在泌尿系统造影图像不清时采用。MRI 水成像在肾结核对侧肾积水可有良好显示。

3.膀胱镜检查 早期可见黏膜充血水肿、结核结节;后期可见有溃疡,检查时易出血,以膀胱三角区、病侧输尿管口为显著,必要时取活组织检查。

(四)心理-社会状况

评估患者及其家属心理状态、认知程度和承受能力。病轻者心理反应可不明显,病重者需手术治疗、长期不愈或发生并发症等会产生焦虑、恐惧的心理反应。

(五)处理原则

肾结核的治疗原则:合理按时抗结核药物治疗、全身营养支持疗法、必要时进行手术治疗和晚期并发症的治疗。

1.药物治疗 适用于早期肾结核,病变较轻或局限,无空洞性破坏及结核性脓肿。常用药物:异烟肼 300mg/d、利福平 600mg/d、吡嗪酰胺 1.0～1.5g/d(两个月后改用乙胺丁醇 1.0g/d)、维生素 C 1.0 g/d,顿服。一般至少治疗半年以上,服药期间注意药物的肝毒性。

2.手术治疗 手术前服用抗结核药不少于 2 周,术后继续服药。

(1)肾切除手术 适用于肾结核破坏严重,对侧肾功能正常或对侧结核病变较轻且经药物治疗一段时间后。健侧肾积水,肾功能不良应先引流积水肾,挽救肾功能,而后再切除结核肾。

(2)保留肾组织的肾结核手术 适用于局限的结核性脓肿或闭合性空洞。如结核病灶清除术、部分肾切除术可作为药物治疗的补充。

(3)挛缩膀胱的手术治疗 肠膀胱扩大术适用于结核病肾切除、膀胱结核已愈合、无尿道结核的患者。尿流改道手术(输尿管皮肤造口术、回肠膀胱术等)适用于有尿道梗阻的挛缩膀胱患者。

四、常见护理诊断/问题

1.恐惧/焦虑 与病程长、病肾切除、晚期并发症有关。

2.排尿形态异常 与结核性膀胱炎、膀胱挛缩有关。

3.有感染的危险 与机体抵抗力降低、肾积水、置管引流有关。

4.潜在并发症 肾功能不全。

5.体液不足 与肾功能不全引起的恶心呕吐、术前术后出血有关。

五、护理目标

1.患者恐惧/焦虑减轻。

2.患者能维持正常的排尿形态。

3.患者感染的危险性下降或未发生感染。

4.患者的体液维持在正常范围。

5.患者肾功能不全的危险性下降。

六、护理措施

(一)术前护理

1.一般护理　鼓励患者进营养丰富的饮食,多饮水以减轻结核性脓尿对膀胱的刺激,保证休息,改善并纠正全身营养状况。

2.药物治疗的护理　患者术前均应进行一定时间的抗结核治疗,定期协助好尿液常规和尿结核杆菌检查、泌尿系造影,以观察药物治疗效果。及早发现药物的副作用和对肝肾的损害,并及时处理。

3.心理护理　临床肾结核为进行性疾病,不经治疗不能自愈。向患者讲明全身治疗可增强抵抗力,合理的药物治疗及必要的手术治疗可消除病灶、缩短病程。消除患者的焦虑情绪,告诉其保持愉快心情和良好的心理素质对结核病的康复有重要意义。

(二)术后护理

1.病情观察　注意观察患者的血压、脉搏及有无发生术后出血的迹象。当肾部分切除或肾病灶切除的患者出现大量血尿;肾切除患者伤口内引流血性液体 24h 未减少,每小时超过 100mL 并达到 300～500mL;术后 7～14d 因咳嗽、便秘等情况突然出现虚脱、血压下降、脉搏加快等症状时,均提示有内出血可能,应尽快通知医师并协助处理。

2.体位　肾切除患者血压平稳后可取半卧位。鼓励其早期活动,以减轻腹胀、利于引流和机体恢复。保留肾组织的手术患者,应卧床 7～14d,减少活动,以避免继发性出血或肾下垂。

3.饮食　因手术刺激后腹膜,患者多腹胀,待肛门排气后可开始进食易消化、营养素完全的饮食。

4.引流管的护理　观察并记录各引流管引流液的量、质、色变化。

5.观察健肾功能　一侧肾切除,另一侧肾能否完成代谢需要,是肾手术后护理观察最关键的一点。因此要连续 3d 准确记录 24h 尿量,且观察第一次排尿的时间、尿量、颜色。若手术后 6h 仍无排尿或 24h 尿量较少,说明健肾功能可能有障碍,应通知医师处理。

6.预防感染　结核病灶使患者免疫能力降低,更因尿路梗阻或手术创伤等因素,可能引起感染。术后须注意观察体温及血白细胞计数变化,保证抗生素的正确应用,切口辅料渗湿应及时更换,充分引流,适时拔管、减少异物刺激及分泌物增加等,预防感染发生。

(三)健康指导

1.康复指导　加强营养、注意休息、适当活动、避免劳累,以增强机体抵抗力,促进恢复。有肾造瘘者注意自身护理,防止继发感染。

2.用药指导　①术后继续抗结核治疗 6 个月以上,以防结核复发。②用药要坚持联合、规律、全程,不可随意间断或减量、减药,不规则用药可产生耐药性而影响治疗效果。③用药期间须注意药物副作用,定期复查肝肾功能、测听力、视力等。若出现恶心、呕吐、耳鸣、听力下降等症状,应及时就诊。④勿用和慎用对肾有害的药物,如氨基糖苷类、磺胺类抗菌药物等,尤其是双肾结核、孤立肾结核、肾结核对侧肾积水的患者更应注意。

3.定期复查　单纯药物治疗者必须重视尿液检查和泌尿系造影的变化。术后也应每月检查尿常规和尿结核杆菌,连续半年尿中无结核杆菌称为稳定转阴。5 年不复发可认为治愈。

4.预后　早期正规治疗肾结核,防止膀胱产生严重的结核病变及肾积水,无肾功能不良及继发感染,可有较好的预后。若并发膀胱挛缩症,须正规抗结核治疗,待膀胱病变治愈后才能再次手术治疗,同时应加强支持疗法、保护肾功能。

七、护理评价

1.患者焦虑是否减轻,情绪是否稳定。

2.患者排尿形态是否正常,有无膀胱刺激征。

3.患者有无体温升高、血白细胞和中性粒细胞计数是否正常。

4.患者肾功能是否正常或有无好转。

5.患者的体液能否维持在正常范围,有无脱水症状与体征,血压是否平稳。

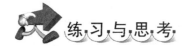练习与思考

(一)选择题

A1 型题

1.对诊断肾结核最有意义的检查项目是　　　　　　　　　　　　　　　　　　　(　　)

　　A.尿路平片　　B.肾图　　C.B 超　　D.静脉尿路造影　　E.膀胱镜检

2.肾结核手术后的护理不包括　　　　　　　　　　　　　　　　　　　　　　(　　)

　　A.观察有无出血　　　　　B.观察健侧肾功能　　　　　C.观察腹胀情况

　　D.对症处理并发症　　　　E.无须继续抗结核治疗

3.肾结核的主要症状不包括　　　　　　　　　　　　　　　　　　　　　　　(　　)

　　A.全程血尿　　B.膀胱刺激征　　C.腰部疼痛　　D.全身中毒症状　　E.脓尿

4.肾结核最初的典型症状是　　　　　　　　　　　　　　　　　　　　　　　(　　)

　　A.血尿　　　　B.脓尿　　　　C.尿频　　　　D.肾区疼痛　　　　E.腰部肿块

5.肾结核患者行肾部分切除术后,不正确的护理是　　　　　　　　　　　　　(　　)

　　A.观察尿量及性质　　　　B.鼓励患者多饮水　　　　C.尽早下床活动

　　D.保持引流通畅　　　　　E.观察健肾功能

6.肾结核的治疗原则不包括　　　　　　　　　　　　　　　　　　　　　　　(　　)

　　A.合理按时抗结核药物治疗　　B.全身营养支持疗法　　　C.首选手术治疗

　　D.晚期并发症的治疗　　　　　E.必要时手术治疗

A2 型题

7.男性,45 岁,肾结核治疗后康复出院,对患者进行健康指导,下列不正确的是　(　　)

　　A.适当活动　　　　　　　　　B.术后坚持服抗结核药物 1 个月

　　C.不可随意增减抗结核药的量　　D.观察有无恶心、呕吐、耳鸣、听力下降等

E.勿用氨基糖苷类、磺胺类药物

(二)填空题

8.肾结核多发于_____岁,早期临床表现主要为_____,血尿多为_____血尿。

9.肾结核手术前服用抗结核药不少于_____周。

10.诊断肾结核最主要的检查是_____。

11.肾结核尿频的症状具有_____的特点。

(三)名词解释

12.自截肾

(四)简答题

13.试述肾结核手术治疗患者的护理。

（王　颖　冯小君）

附录 实验实训指导

实验实训一 泌尿系统的大体及微细结构

泌尿系统由肾、输尿管、膀胱和尿道组成。其主要功能是排出机体新陈代谢产生的废物(如尿素、尿酸、肌酐)和多余的水分、无机盐等,以维持人体内环境的相对稳定和新陈代谢的正常进行。肾生成尿液,尿液经输尿管输送到膀胱暂时贮存,当膀胱中的尿贮积到一定量时,经尿道排出体外。

【实训目的】

1. 了解泌尿系统的组成和功能。
2. 掌握肾的位置、形态,熟悉肾的剖面结构。
3. 了解肾的被膜和固定装置。
4. 熟悉输尿管的形态、位置。
5. 熟悉膀胱三角的位置及临床意义。
6. 熟悉女性尿道的位置、形态特点及临床意义。
7. 掌握正常肾的组织结构。
8. 了解致密斑的形态和位置。

【实训方法】

学生分组,每位学生一台光学显微镜,在观察泌尿系统大体标本后再镜下观察正常组织的微细结构特点;教师示教、巡视、指导;学生操作后书写实训报告。

【实训内容与要求】

(一)实训材料

1. 大体标本 泌尿系统的概观标本。腹膜后间隙的器官标本,离体肾标本,肾剖面标本,膀胱切开标本,男、女性骨盆腔正中矢状面标本。

2. 组织切片 肾的组织切片。

(二)实训内容

1. 大体标本观察

(1)肾:肾左、右各一。分上、下两端,前、后两面,内侧、外侧两缘。肾的内侧缘中部凹陷,称肾门。出入肾门的结构总称肾蒂。肾门向肾内凹陷形成一个较大的腔,称肾窦。竖脊肌外侧缘与第12肋所形成的夹角内,临床上称肾区。肾的外面包有三层被膜,由内向外依次为纤维囊、脂肪囊和肾筋膜。在肾的冠状面上,可见肾实质分为肾皮质和肾髓质两部分。肾皮质伸入肾锥体之间的部分称肾柱。肾小盏合成肾大盏,肾大盏汇合成扁漏斗状的肾盂。

(2)输尿管:根据走行,输尿管可分为腹段、盆段和壁内段。输尿管全长有三处狭窄,分别在输尿管起始处、跨过髂总动脉分叉处(左)和髂外动脉起始处(右)、斜穿膀胱壁处。肾和输尿管的结石易滞留在这些狭窄处。

(3)膀胱:膀胱在空虚时呈三棱锥体形,其尖朝前上称膀胱尖;底朝后下称膀胱底;尖与底之间的部分称膀胱体;膀胱的最下部称膀胱颈。颈的下端有尿道内口,通尿道。

(4)尿道:起自尿道内口,经阴道前方下降,穿过尿生殖膈,以尿道外口开口于阴道前庭,长约3～5cm。由于女尿道短而宽直,故易引起逆行性泌尿系统感染。男尿道除排尿外,兼有排精功能。

2.切片观察(HE染色)

(1)肾的组织切片

1)肉眼观察:标本呈扇形,表面染色较深为皮质,深部染色较浅为髓质(一个肾锥体)。有的肾锥体旁有染色深的肾柱,为深入肾锥体之间的皮质部分。

2)低倍镜观察:①被膜:位于肾的表面,由致密结缔组织构成。②皮质:位于被膜的深面,主要由密布的肾小管断面与散在分布的肾小体构成。皮质迷路:由肾小球和肾小管的曲部构成,此处肾小管的断面呈圆形、弧形等。③髓质:主要由大小不等的泌尿小管(肾小管直行部分、集合小管)组成,其中有血管断面。

3)高倍镜观察:①皮质:肾小体(肾小球):由血管球和肾小囊组成。血管球由毛细血管构成,肾小囊脏层(内层)细胞紧贴毛细血管外面。内皮、脏层细胞及系膜细胞不易分辨。肾小囊壁层(外层)为单层扁平上皮,脏、壁两层细胞之间是肾小囊腔。近端小管曲部(近曲小管):断面数目较多,管径较粗,管壁较厚,管腔小而不整齐。上皮细胞呈立方形或锥体形,界限不清,胞质嗜酸性强,着红色,细胞游离面有刷状缘,核圆,位于细胞基部,核间距离较大。远端小管曲部(远曲小管):断面较近曲小管少,管径较小,管壁较薄,管腔较大而规则,上皮细胞呈立方形,界限较清楚,胞质嗜酸性弱,着色浅,细胞游离面无刷状缘,胞核位于细胞中央,核间距离较小。

(2)示教:致密斑

高倍镜观察:为远曲小管靠近肾小管血管及一侧的上皮细胞增高、变窄形成柱状,胞质色浅,核呈椭圆形,排列紧密,位于细胞顶部。

(陶冬英)

实验实训二　尿生成的影响因素

尿生成包括肾小球滤过、肾小管与集合管的重吸收和分泌等环节,凡是能影响上述过程的因素均可引起尿量的改变。

1. 影响肾小球滤过的因素　有效滤过压、滤过膜面积及其通透性、肾血浆流量都可影响肾小球的滤过作用。有效滤过压是肾小球滤过作用的动力,主要取决于肾小球毛细血管血压、血浆胶体渗透压和囊内压,其中任一因素发生变化,均可影响有效滤过压,而影响肾小球的滤过。滤过膜面积及其通透性在正常情况下保持稳定,但肾小球肾炎等病理情况下,可因具有滤过功能的肾小球减少引起滤过面积减少,因机械屏障和电学屏障作用破坏引起膜通透性增加。肾血流量的调节包括自身调节、神经调节和体液调节,当动脉血压在 80～180mmHg 范围内波动时,通过自身调节可保持肾血流量的稳定,而交感神经兴奋、血液中去甲肾上腺素和血管紧张素等分泌增加可引起肾血管收缩,血流量减少。

2. 肾小管与集合管重吸收和分泌的调节　肾小管和集合管重吸收和分泌受神经、体液和自身调节的影响,尤其是体液调节,主要有抗利尿激素和醛固酮。此外,肾小管的重吸收有一定的限度,如血糖浓度过高,超过肾糖阈,将出现糖尿,同时由于小管液溶质浓度的增加,使小管液渗透压升高,水的重吸收减少,导致尿量增加,这种现象称为渗透性利尿。

【实训目的】

1. 学习尿道插管和尿量测量的方法。
2. 观察神经体液因素对尿生成的影响,并分析其作用机制。
3. 提高团队的分工合作能力。

【实训方法】

教师结合多媒体教学或视频教学,对各操作进行示教讲解,组织学生进行分组实训,教师巡视。

【实训内容与要求】

1. 材料

家兔(雄性),生物信号采集处理系统,记滴器,兔手术台,哺乳动物手术器械,注射器(20mL,5mL,1mL 各一副),尿道插管,试管,试管夹,培养皿,电磁炉,丝线,棉绳,纱布,尿糖试纸;20%氨基甲酸乙酯,生理盐水,20%葡萄糖,1∶10000 去甲肾上腺素,垂体后叶素,呋塞米,20%甘露醇。

2. 方法

(1)手术准备

1)麻醉与固定:从家兔耳缘静脉注入 20%氨基甲酸乙酯(4mL/kg 体重)。待家兔麻醉后,将其仰卧固定。

2)颈部手术:剪去颈前部被毛,正中切开皮肤(切口长度 5～7cm),用止血钳或玻璃分针纵向分离软组织及颈部肌肉,暴露气管及气管侧后方的右颈动脉鞘,用玻璃分针从颈动脉鞘中分离迷走神经(白色,最粗),并在神经下穿线备用。

3)尿道插管:暴露尿道外口,在导尿管表面涂上液态石蜡,从尿道外口向膀胱方向插入导尿管,直至尿液流出。插管的出口处应低于膀胱水平,流出的尿液滴在记滴器的两个电极上,滴下的尿液用培养皿盛接。

（2）仪器连接和参数设置

记滴器导线接至受滴插口。启动 RM6240 系统。在示波菜单中,选择记滴功能,弹出对话框(见图 1)。选择"开始记滴"按钮,在"开始时刻"对话框中系统自动记录这一时刻,并在"速率"框中自动显示当前尿滴的速率。此时"开始记滴"按钮变为"停止记滴",需停止时,点按此按钮。系统自动显示记滴时间、滴数和平均速率。记录波形,先"开始记录",再"开始记滴"。

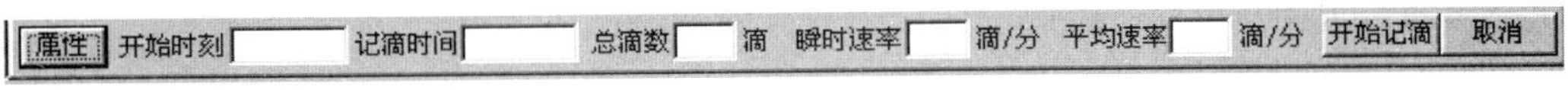

| 属性 | 开始时刻 | | 记滴时间 | | 总滴数 | 滴 | 瞬时速率 | 滴/分 | 平均速率 | 滴/分 | 开始记滴 | 取消 |

图 1 记滴对话框

（3）观察项目

1）记录正常尿流量(滴/分)。

2）静脉快速注射 37～38℃ 的生理盐水 20mL,观察并记录尿量变化。

3）结扎并剪断右侧迷走神经,电刺激迷走神经外周端 0.5～1min,观察并记录尿量变化。电刺激参数:强度 5～10V、频率 40Hz、波宽 2ms。

4）静脉注射 50％ 葡萄糖 2mL,观察并记录尿量变化。注射葡萄糖前后分别用尿糖试纸检测,观察有无尿糖出现。

5）静脉注射 1:10000 去甲肾上腺素 0.3mL,观察并记录尿量变化。

6）静脉注射呋塞米 1mL,观察并记录尿量变化。

7）静脉注射垂体后叶素 2U,观察并记录尿量变化。

8）静脉注射 20％ 甘露醇 5mL,观察并记录尿量变化。

3. 结果记录

用文字和数据逐一描述正常及上述各项处理后尿量的变化情况,将相关数据填入表 1。

表 1 尿生成的影响因素

实验项目	尿量(滴/分)	
	处理前	处理后
注射温生理盐水		
刺激迷走神经		
注射葡萄糖		
注射去甲肾上腺素		
注射呋塞米		
注射垂体后叶素		
注射甘露醇		

尿糖:注入葡萄糖前( ),注入葡萄糖后( )。

4. 讨论

论述各项处理后尿量变化的机制。

5.注意事项

1.实验前多给家兔食用菜叶及水。

2.注意保护耳缘静脉,静脉穿刺从远心端开始,逐次移向耳根。

3.作尿道插管时,操作需轻柔,可转动插管调整方向以利于尿液流出。

4.每种处理因素作用后,须等尿量基本恢复到基础尿量,方可进行下一步实验。

6.分析

凡是使动脉血压升高的因素,是否均可使尿量增加?

附:操作流程见图2。

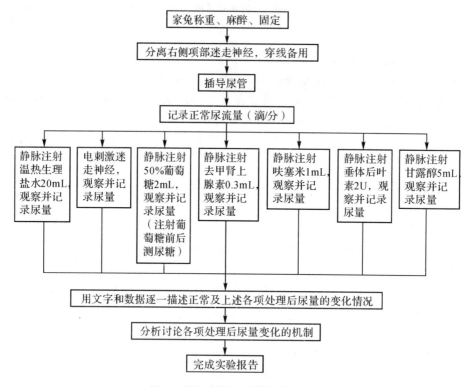

图2 尿生成的影响因素操作流程

（况　炜）

实验实训三　膀胱冲洗患者的护理

膀胱冲洗(bladder washout)是应用无菌技术将无菌冲洗液通过留置导尿管或耻骨上膀胱造瘘管注入膀胱,并在膀胱内停留一定时间后将其排出体外,如此反复。常用方法有密闭式冲洗法和开放式冲洗法。其目的是:①保持留置导尿管或膀胱造瘘管的引流通畅,防止阻塞;②清除膀胱内血液(包括血凝块)、残渣、脓液、细菌等,预防下尿路感染;③防治某些膀胱疾病,如慢性膀胱炎、膀胱肿瘤等。

膀胱冲洗的适应证:①尿路感染;②尿路出血;③长期留置导尿管;④泌尿外科的术前准

备和前列腺、膀胱等手术后护理。禁忌证：急性尿道炎和急性前列腺炎。

【实训目的】

1. 掌握膀胱冲洗的目的、适应证、禁忌证及护理措施。
2. 熟练完成膀胱冲洗患者的护理，能对患者和家属进行正确的健康指导。
3. 严格的无菌观念，具有高度责任感，能与患者良好的沟通。

【实训方法】

教师可结合多媒体教学或视频教学，在模拟人身上进行膀胱冲洗示教讲解，然后学生回示教、分组练习或模拟情境，最后抽考或小组评价，有条件的教学单位可让学生进行临床见习。

【实训内容与要求】

1. 操作前护理

(1)素质要求：护士服、鞋帽整洁，举止端庄、语言和蔼、态度亲切，符合护士礼仪规范和外科护理基本操作要求。

(2)评估：①患者的病情、治疗、配合情况；②患者及其家属对膀胱冲洗护理的知晓程度。

(3)核对、解释：①核对医嘱、患者姓名、床号、腕带等；②告知膀胱冲洗的目的及注意事项；③检查或查看患者留置导尿情况。

(4)操作前准备：①操作者：剪短指甲，洗手，戴口罩，做好自我防护；②环境：符合无菌操作要求；③用物准备：输液架、薄膜手套、弯盘、血管钳、消毒棉签、无菌纱布、无菌膀胱冲洗液（常用的有生理盐水、0.02%呋喃西林溶液、3%硼酸溶液、0.2%氯乙定、0.1%雷夫奴尔溶液、2.5%醋酸等）或遵医嘱备药，根据膀胱冲洗方式备齐用物：密闭式冲洗法备输液管或 Y 形管、玻璃接管、三通管（若患者留置三腔导尿管则不需要）、贮尿瓶等，开放式冲洗法备膀胱冲洗器；④患者：取舒适或合适的体位。

2. 操作中护理

(1)密闭式膀胱冲洗

①将冲洗液挂在床旁输液架上，高度距离患者骨盆 1m 左右，连接输液管或 Y 形管，排气。

②观察患者尿液引流情况，排空膀胱，用血管钳夹闭排尿引流管。

③若患者留置三腔导尿管，用消毒棉签消毒补液腔，将输液管连接玻璃接管后直接与补液腔相接，排液腔与尿袋引流管相接。

④若患者留置双腔导尿管，脱开导尿管消毒后，用三通管分别与尿袋引流管、导尿管、冲洗输液管连接，使三通管高度略低于耻骨联合平面，以利于膀胱内液体排空。

⑤若患者既留置导尿管，又有耻骨上膀胱造瘘管，则输液管接导尿管，引流管接膀胱造瘘管，即导尿管进、膀胱造瘘管出。

⑥连接后打开血管钳，开放冲洗输液管，使冲洗液缓慢流入膀胱，滴数一般为 40～60 滴/分，或根据患者情况和尿色调节，色深则快，色浅则慢。

⑦在冲洗过程中经常询问或观察患者反应及引流液情况。

⑧冲洗完毕后,关闭冲洗输液管和尿袋引流管,消毒后准确连接尿袋引流管,保持通畅。

(2)开放式膀胱冲洗

①观察患者尿液引流情况,排空膀胱,用血管钳夹闭留置导尿管或膀胱造瘘管。

②消毒留置导尿管或膀胱造瘘管的接头并与尿袋引流管分开,尿袋引流管远端接头用无菌纱布包好放在一边,导尿管或膀胱造瘘管末端消毒后用无菌纱布托住。

③用膀胱冲洗器抽吸冲洗液后接在导管末端,向膀胱内缓慢注入冲洗液,然后使其自然流出或缓慢吸出,如此反复,直至流出液澄清(或管道通畅)为止。根据患者具体情况确定冲洗次数和冲洗量,一般每日冲洗 2～3 次,每次药液 50～100mL,膀胱手术后的冲洗液量不超过 50mL。

④冲洗结束后,将远端引流管冲洗一次,然后消毒接口,与导尿管或膀胱造瘘管接通,继续引流尿液,保持通畅。

3.操作后护理

(1)清理膀胱冲洗物品。

(2)协助患者取舒适体位,整理床单位,并告知注意事项。

(3)洗手,记录冲洗液出入量及护理经过。

【注意事项】

1.保持冲洗通畅:若血凝块堵塞管道致引流不畅,可采取挤压尿管、加快冲洗速度、施行高压冲洗、调整导管位置等方法,以免造成膀胱充盈或痉挛而加重出血。

2.冲洗速度:可根据尿色而定,尿深则快,尿浅则慢。前列腺切除术后随着时间的延长血尿颜色逐渐变浅,反之应警惕活动性出血,及时通知医生处理。

3.冲洗过程中密切观察患者反应,有鲜血流出或剧烈疼痛、回流量少于输注量等异常情况应停止冲洗,必要时报告医生。

4.准确记录尿量、冲洗量和排出量,尿量=排出量-冲洗量。

(韩慧慧　李静静)

实验实训四　膀胱镜检查及其护理

膀胱镜检查是经尿道进入膀胱的一种内窥镜检查方法,临床上常用于诊断膀胱、肾脏、输尿管及尿道的疾病,以了解血尿的来源及泌尿系邻近器官病变,是泌尿外科最重要的内镜诊疗手段。膀胱镜分为硬性和软性膀胱镜,临床上应用最多的是硬性膀胱镜,由镜鞘、闭孔器、观察镜、插管操作器及附件(活检钳、异物钳、输尿管导管、冷光源和导光束等)组成。

膀胱镜检查必须掌握适应证,但在尿路处于急性炎症期,膀胱容量过小,尿道狭窄,骨关节畸形不能采取结石体位者,妇女月经期或妊娠 3 个月以上者,严重心血管、肝、肾功能不全者等患者,不宜作膀胱镜检查。

膀胱镜检查的目的：

1.观察膀胱内情况，发现或明确膀胱内病变，并可钳取活组织做病理检查。

2.经输尿管插管可分别收集两侧肾盂内尿液进行检查。

3.静脉注入靛胭脂溶液，观察两侧输尿管的排蓝时间分别估计两侧肾功能。

4.经输尿管导管注入造影剂行逆行肾盂造影检查，以了解肾、肾盂和输尿管的情况。

5.经膀胱镜行膀胱内电切或电灼治疗，行膀胱结石取石、碎石术，行膀胱内小异物钳出，行输尿管口狭窄剪开或扩张，放或取输尿管支架管，行输尿管套蓝取石术，行尿道、前列腺等部位的手术操作等。

【实训目的】

1.掌握膀胱镜检查的目的、适应证、禁忌证及配合护理措施。

2.熟练地完成膀胱镜检查的配合护理，能对患者和家属进行正确的健康指导。

3.严格的无菌观念，具有高度责任感，能与患者有良好的沟通。

【实训方法】

教师可结合多媒体教学或视频教学，在模拟人身上进行膀胱镜检查配合护理的示教讲解，然后学生回示教、分组练习或模拟情景，最后抽考或小组评价，有条件的教学单位可让学生进行临床见习。

【实训内容与要求】

1.操作前护理

(1)患者准备：向患者做必要的解释，消除其顾虑，进行心理护理。术前一天嘱患者清洗外生殖器及会阴部1～2次；需做逆行肾盂造影的患者应做肠道准备，检查前一天晚上给缓泻剂，检查日晨禁食，并排空粪便。

(2)物品准备：膀胱镜用40％甲醛(福尔马林溶液)密闭熏蒸或10％甲醛溶液浸泡20min消毒，不用煮沸法、一般浸泡法及高压蒸气灭菌法进行消毒，以免损坏。检查前取出消毒好的整套窥镜，用无菌盐水冲净窥镜上的消毒溶液备用。麻醉用物准备：一般采用尿道黏膜表面麻醉(男性用1％丁卡因5～10mL灌注尿道，女性用棉签蘸1％丁卡因留置尿道，保留10min)，做治疗性膀胱镜时应用椎管内麻醉或全麻，做好相应地麻醉前准备。做好密闭式膀胱冲洗准备及其他用物准备。

(3)术者准备，一般性检查时可洗手、穿消毒衣、戴无菌手套，治疗性检查时应常规术前刷手、穿无菌手术衣及戴无菌手套，严格无菌操作，以免发生医源性感染。

2.操作中护理

(1)嘱患者排空膀胱，协助取结石位，两腿妥适地固定在检查台的下支架上，以免滑下受伤，协助术者常规消毒、铺巾，露出尿道口。

(2)术者做窥镜和各种器械准备，如检查窥镜目镜和物镜是否清晰，调节镜灯高度，在镜鞘外面涂灭菌甘油以利滑润，预先将输尿管导管插入输尿管插管窥镜备用，探查尿道是否正常或有无狭窄等。

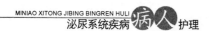
（3）术者插入膀胱镜,行膀胱镜检查或经膀胱镜治疗,护士观察患者反应,随时准备调节膀胱冲洗液用量,保证电源供应,提供术中所需物品,接取切下组织或活检标本等,保障检查或治疗顺利进行。

3.操作后护理

（1）清洗并保管膀胱镜,纤维膀胱镜导光束端的光学玻璃应用软纱布或揩镜纸揩拭光洁,避免磨损或污腻;纤维膀胱镜应盘卷平放在保存盒内,切忌折曲,以防玻璃纤维受损;冷光源灯泡和冷光膜回光罩勿随便摸拭,防止溅水进入。

（2）膀胱镜检查后常有轻微血尿、尿道灼痛发生,嘱患者卧床休息,多饮水,口服抗生素及止痛解痉剂,一般 3～5d 后即消失。

（3）观察检查或治疗后的可能并发症,如严重血尿、尿路感染、发热和腰痛、急性尿潴留等,应予及时处理。

（4）记录检查及护理经过,告知患者检查后的注意事项;若膀胱镜检查后留置导尿者,行留置导尿管护理。

【注意事项】

1.严格遵守无菌操作原则。

2.操作中应轻柔,禁止暴力。

3.密切观察操作中和操作后患者的反应,发现异常及时处理。

（韩慧慧 王卫红）

实验实训五 尿动力学检查及其护理

尿动力学检查是借助流体力学和电生理学方法,测定尿路各部压力、流率及生物电活动,从而了解尿路输送、储存、排出尿液的功能和机制,以及排尿障碍性疾病。

尿动力学检查的意义:

1.作为一种诊断仪器有助于对泌尿系统输送、储存、排出尿液的有关机制进行研究;

2.可对尿液输送及各种储尿、排尿障碍性疾患做出定量的客观诊断;

3.指导对各种排尿障碍性疾患的分类,并有助于制订合理的治疗方案;

4.客观评价各种治疗方法(药物、手术等)的治疗效果。

常用的尿动力学检查技术主要包括:

1.尿流率的测定;

2.各种压力的测定,包括充盈性膀胱压力测定、逼尿肌漏尿点压(BLPP)测定、腹压漏尿点压(ALPP)测定、尿道压力测定等;

3.肌电图测定;

4.影像尿动力学。

【实训目的】

1.掌握尿动力学检查的意义、检测内容和方法、配合护理措施。

2.熟练完成尿动力学检查的配合护理,能对患者和其家属进行正确的健康指导。

3.有严格的无菌观念,具有高度责任感,能与患者有良好的沟通。

【实训方法】

教师可结合多媒体教学或视频教学,有条件的教学单位可让学生进行临床见习。

【实训内容与要求】

1. 检查前护理

(1) 做好检查前的宣教,尿动力学检查时因环境因素及测压器具的安放多数患者有紧张、恐惧等情绪,向患者说明此项检查的必要性和目的、注意事项、如何配合医生,以减少患者主观因素对检查的影响。

(2)评估 ① 患者评估:患者的一般情况、认知能力、有无其他基础疾病,根据患者具体情况准备急救药品;对于近期有急性尿路感染、尿道炎、尿培养阳性者先控制感染,待感染灶消除后再进行尿动力学检查;尿道狭窄及其他精神症状者,均应避免此检查。②环境评估:清洁、安静、隐蔽、保暖、光线适宜。③物品评估:物品及器械准备完好,处于备用状态。

(3)检查当日排空粪便,必要时给缓泻剂口服或开塞露塞肛,以帮助排便。

(4)检查前停用对检查有影响的药物,如镇静剂、平滑肌松弛剂等。

(5)常规备急救车及急救药品,定期检查,保证物品及药品处于备用状态。

2. 检查中护理

(1)测压系统正确连接紧密,检查过程中注意保持灌注、测压及测定管路的通畅,避免发生空气进入、管路脱离等现象。

(2)检查过程中注意观察患者有无不适,灌注过程中嘱患者进行有效咳嗽以观察逼尿肌压力的变化,通过观察膀胱压和直肠压曲线的变化来保证检查的质量。如果出现膀胱压曲线和直肠压曲线高低不一致时,可能为导管位置不正确、导管有气泡等,因此要注意管道的位置及管道与传感器的连接是否正确,当患者咳嗽时,注意观察管道有无松动、脱落或扭曲,及时做好检查记录。

(3)做尿流率测定时,工作人员要暂时回避,不能注视患者排尿,使患者处于放松的状态,有利于结果的判读。

(4)由于尿动力学检查是一种侵入操作,测压管及连接管较多,因此要严格无菌操作。注意观察直肠测压管和膀胱测压管的位置及有无脱出、出现压力变化及时调整。

3. 检查后护理

(1)观察血尿的变化:检查时由于导管的插入,可能使尿道黏膜水肿、出血而至血尿,血尿应逐渐变浅,一般多可自行停止。完毕后,告知患者多饮水,达到冲洗尿道和预防感染的目的。

(2)可口服抗生素2～3d,预防尿路感染。

(3)如血尿加重或出现发热等及时就诊。

(4)尿流动力仪系精密设备,使用后应擦洗干净并保持干燥。

(5)记录单位时间排出的尿量(mL/s),量化排尿状况。

（王卫红 韩慧慧）

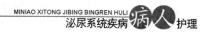

实验实训六 血液透析和腹膜透析患者的护理

学习目标

1.掌握血液透析和腹膜透析的护理。
2.熟悉血液透析和腹膜透析的适应证和禁忌证。
3.了解血液透析和腹膜透析的概念和过程。

一、血液透析患者的护理

血液透析(hemodialysis,HD)简称血透,主要利用弥散对流作用来清除血液中的毒性物质。弥散是在布朗运动作用下,溶质从半透膜浓度高的一侧向浓度低的一侧移动,最后达到膜两侧浓度的平衡。同时,它也通过半透膜两侧压力差产生的超滤作用来去除体内过多水分。血液透析能部分替代肾功能,清除血液中的有害物质,纠正体内电解质紊乱,维持酸碱平衡。

DAORU QINGJING
导入情景

患者,男性,36岁,2年前无明显诱因下出现颜面及双下肢浮肿,诊断为慢性肾小球肾炎,予护肾对症治疗,10d前出现恶心、呕吐伴胸闷、气促。诊断:慢性肾功能衰竭尿毒症期。处理:予以血液透析治疗。

若你是当班护士,请问:你将如何护理该患者?

【适应证和禁忌证】

1.适应证

(1)急性肾衰竭 主张早期频繁透析。其指征为:血尿素氮>28.6mmol/L,血肌酐>442μmol/L;血钾>6.0mmol/L;二氧化碳结合力<15mmol/L;血压增高超过基础血压的30mmHg(4kPa),体重进行性增长超过2~3kg,有急性左心衰、肺水肿的先兆;无尿或少尿48h以上。

(2)慢性肾衰竭 一旦慢性肾衰患者的肾小球滤过率降至接近$10mL/(min \cdot 1.73m^2)$时,应开始透析。另外,当发生重度高血钾、严重代谢性酸中毒、左心衰时,应立即进行透析治疗。

(3)急性药物或毒物中毒 凡分子量小,不与组织蛋白结合的毒物,在体内分布比较均匀,且能通过透析膜被析出者,应采取透析治疗。

（4）其他疾病　常规治疗难以纠正患者的严重的水、电解质紊乱和酸碱失衡。

2.相对禁忌证　严重休克或低血压、心肌梗死、心力衰竭、心律失常、严重出血或感染、恶性肿瘤晚期、颅内出血、颅内压增高以及不合作患者等。

【设备及材料】

主要包括透析器、透析液、透析机和供水系统等。

1.透析器　又称为"人工肾"，是血液透析溶质交换的场所，由半透膜和支撑材料组成。透析膜孔径大小在一定范围内，使得膜两侧溶液中的小分子溶质和水分可自由通过，而大分子（多肽、蛋白质、血细胞、细菌等）则不能通过。血液透析时，血液中的尿素氮、肌酐、K^+、H^+、磷酸盐等弥散到透析液中，患者所需的物质如碳酸氢根、醋酸根等从透析液弥散到血液中而得到补充。因而，透析能快速纠正肾衰竭时产生的高尿素氮血症、高肌酐血症、高血钾、低血钙、高血磷、酸中毒等代谢紊乱；同时，通过半透膜两侧的跨膜压力达到超滤脱水的目的，纠正肾衰竭时的水过多，从而达到"人工肾"的效果。

2.透析液　透析液含 Na^+、Cl^-、Ca^{2+}、Mg^{2+}、K^+、碱基及葡萄糖等，其渗透压与细胞外液相似。根据所含碱基的不同，透析液分为醋酸盐透析液和碳酸氢盐透析液。

3.透析机和透析用水　即透析液配制供应装置及透析监测系统。目前最好的透析用水是反渗水，无离子、无有机物、无菌，用于稀释浓缩透析液。

【护理评估】

(一)健康史

见慢性肾功能衰竭的健康史。

(二)身体状况

如了解患者的饮食、体重变化、血压变化、出入量等一般情况；评估患者心肺功能、肝功能、出血倾向、贫血程度等以及基础疾病情况；评估肾功能衰竭程度，有无并发症，尿素氮、血肌酐、电解质、酸碱平衡情况。在准确评估患者的基础上，确定透析方式、透析的各种参数、血流量、肝素用法用量及脱水量等。

【常见护理诊断/问题】

1.有感染的危险　与有动静脉插管、反复穿刺、患者免疫力低下、血透中氨基酸和水溶性维生素大量流失导致蛋白质耗竭和维生素缺乏、易引起感染有关。

2.恐惧　与不了解透析、害怕发生意外及害怕死亡等有关。

3.潜在并发症　急性出血、低血压与休克、失衡综合征等。

【护理目标】

1.患者未发生感染。

2.患者情绪平稳。

3.患者未发生透析并发症。

【护理措施】

(一)透析前的准备

1.向患者及其家属解释清楚血液透析对其疾病的重要性,以及血液透析的方法、过程、并发症、预后,了解其思想顾虑,以征得患者及其家属的同意和配合。

2.检查机器是否处于良好的备用状态。

3.测量患者的生命体征及体重。

(二)透析中的护理

1.严密观察生命体征

2.严密监测血液透析的各种参数

如动脉压、静脉压、温度、电导度、血流量、透析液压、漏血、气泡等,并准确记录,发现异常情况,及时处理。

3.血液透析时肝素的应用

(1)常规肝素化 即全身肝素化。适用于无出血倾向和无心包炎的患者。首次肝素剂量约为15~20mg(根据患者体重决定),于透析前10min注入血管内,在透析过程中,持续用肝素泵每小时注入10mg,透析结束前30min停用肝素。

(2)边缘化肝素 适用于有轻、中度出血和有心包炎的患者。首次肝素剂量为6~8mg,在透析过程中持续用肝素泵每小时注入5mg,直至透析结束。

(3)局部肝素化 适用于有活动性出血、新近外科手术和心包炎的患者,不给首次量肝素,在透析器动脉端用肝素泵持续注入肝素,在静脉端用鱼精蛋白泵持续注入鱼精蛋白以中和肝素,从而使体内凝血机制基本无变化。肝素与鱼精蛋白的用量之比为1:1。

(4)无肝素透析 适用于有明显出血的患者,在透析前用无肝素生理盐水把含肝素的透析器预冲液冲净排去,透析期间不用肝素。

(5)低分子量肝素 把标准肝素分解,提取低分子量的肝素,它能增强抗凝作用,又能减少出血的不良反应。

4.并发症的观察及护理

(1)低血压 常见并发症之一。表现为恶心、呕吐、胸闷、面色苍白、出汗、意识改变等,可能与脱水过多过快、心源性休克、过敏反应等有关。处理上应注意严格掌握脱水量,对醋酸盐溶液不能耐受者改为碳酸氢盐透析液;通过透析管注入生理盐水、碳酸氢钠、林格液或鲜血,一般输入200~250mL;另外,也可静注50%葡萄糖40~60mL或10%NaCl 10mL。

(2)失衡综合征 严重高尿素氮血症患者开始透析时易发生头痛、恶心呕吐、高血压、抽搐、昏迷等。处理时注意第一次透析时间应短,脱水速率不宜过快。发生失衡综合征时可静注高渗糖、高渗钠,应用镇静剂等。

(3)致热原反应 由于内毒素进入体内所致,表现为寒战、发热等。护理时应注意严格无菌操作,做好透析管道、透析器的消毒与冲洗、透析用水装置的定期处理等。发生时可用异丙嗪、地塞米松等。

(4)出血 多由于肝素应用不当、高血压、血小板功能不良等所致。可表现为牙龈出血、消化道出血,甚至颅内出血等。处理上应注意减少肝素的用量、静脉注射鱼精蛋白中和肝素,或改用无抗凝剂透析等。

(5)其他　如过敏反应、心绞痛、心律失常、栓塞、溶血等。

(三)透析后的护理

1.透析后应测量生命体征和体重,评估透析效果。患者透析后一般状况良好,体力恢复,无不适感觉,基本达到充分透析标准。

2.注意观察出血情况,透析后穿刺点压迫力量要适当,以免造成血肿和栓塞。

3.血液透析使患者丢失一定量的蛋白质、氨基酸和维生素,需及时补充。特别是蛋白质和热量,可根据患者每周透析的时间予以定量补充。

4.在透析过程中严格执行无菌操作预防感染,做好透析前后机器和器械的消毒;保持内、外瘘局部清洁、干燥;非透析人员接送患者时应戴好口罩和帽子。

(四)动静脉内瘘成形术的护理

血管通路为患者的生命线,应严格无菌操作,穿刺技术熟练,力争一针见血。血管通路可分为临时性和永久性两类。前者用于内瘘未形成时紧急透析和慢性维持性透析,可采用动静脉穿刺、插管法;后者用于长期的维持性血透,主要指动静脉内瘘。①临时性血管通路:包括大静脉经皮插管、直接穿刺动静脉、动静脉外瘘等。大静脉经皮插管比较常用,一般采用双腔或三腔导管,穿刺成功后妥善固定,常用的大静脉有股静脉、颈内静脉和锁骨下静脉等;直接穿刺动静脉是采用较粗的内瘘针直接穿刺较大动脉或静脉,再与周围的皮下浅静脉形成血管通路;动静脉外瘘目前很少用。②永久性血管通路:主要指动静脉内瘘。即采用手术的方法将患者皮下的动脉和静脉直接进行吻合形成动静脉内瘘。内瘘需经 3～6 周成熟后才可使用,内瘘术后可能发生并发症而导致手术失败,因此,除手术中需精心操作外,术后严密观察、精心护理、发现问题后及时处理极为重要。

1.术后鼓励患者早日进行功能锻炼,促进瘘管成熟。

2.抬高术侧肢体,局部避免受压或包扎过紧。

3.不在术侧肢体穿刺输液、测量血压。

4.严密观察血管杂音及震颤情况,发现情况及时处理。

5.术后给予抗凝药物。

6.术后常规换药和使用抗生素。

7.熟练掌握内瘘穿刺技术,避免因穿刺失败损伤血管。

(五)健康指导

1.一般知识指导　帮助维持性透析患者逐步适应以透析治疗替代自身肾脏工作所带来的生理功能的变化,学会配合治疗要求,增强治疗依从性,以维持较好而稳定的身体状况。根据健康状况,适当参与社会活动和力所能及的工作,尽可能地提高生存质量。

2.饮食指导　血液透析患者的营养问题极为重要,营养状况直接影响患者的长期存活及生存质量的改善,因此要加强饮食指导,使患者合理调配饮食。

(1)热量　透析患者在轻度活动状态下,能量供给为 147～167kJ(kg·d),亦即 35～40kcal/(kg·d),其中碳水化合物占 60%～65%,以多糖为主;脂肪占 35%～40%。

(2)蛋白质　蛋白质摄入量为 1.2～1.4g/(kg·d)为宜,其中 50% 以上为优质蛋白。可选用的食物有鸡蛋、牛奶、瘦肉、鱼等,不宜用干豆类及豆制品、坚果类等非必需氨基酸高的食物代替。

（3）控制液体摄入 两次透析期间体重增加以不超过原体重的 4％～5％为宜。每天饮水量一般以前一天尿量再增加 500mL 为宜。

（4）限制钠、钾、磷的摄入 尿量减少时，要限制钠盐的摄入，一般每日不超过 5g，无尿时应控制在 1～2g/d。慎食含钾高的食物，如蘑菇、海带、豆类、莲子、卷心菜、榨菜、香蕉、橘子等。磷摄入量应控制在 600～1200mg/d，避免含磷高的食物，如全麦面包、动物内脏、干豆类、坚果类、奶粉、蛋黄、巧克力等。

（5）维生素和矿物质 透析时水溶性维生素严重丢失，必须及时补充维生素 B、维生素 C 等。钙摄入量应达到 1000～1200mg/d，除膳食中的钙以外，一般要补充钙制剂（碳酸钙或醋酸钙）。蛋白质摄入不足时可导致锌的缺乏，有必要时适量补充锌。

【护理评价】

1. 患者有无发生感染。

2. 患者恐惧情绪有无减轻。

3. 患者有无发生透析并发症。

 知识链接

其他血液净化技术

1. 血液滤过（hemofiltration，HF） 模拟正常人肾小球的滤过原理，以对流的方式滤过清除血液中的水分和尿毒症毒素，较血液透析具有血流动力学影响小、中分子物质清除率高的优点。适应证是急性肾衰竭、慢性肾衰竭。

2. 血液透析滤过（hemodiafiltration，HDF） 将血液透析和血液滤过两种治疗模式结合，通过弥散和对流清除尿毒症毒素和多余水分，对中、小分子物质的清除率较单纯的血液透析和血液滤过更理想。

3. 连续性肾脏替代治疗（continuous renal replacement therapy，CRRT） 每天连续 24 小时或接近 24 小时进行溶质、水分的缓慢、连续清除的治疗方法，以替代受损的肾脏功能。具有血流动力学稳定、溶质清除率高、补充液体和胃肠外营养不受限制以及清除炎症介质和细胞因子等优势。适应证是急性肾衰竭、慢性肾衰竭、严重电解质紊乱、酸碱平衡失调、全身炎症反应综合征、多器官功能障碍综合征、脓毒血症或败血症性休克等。

来源：《内科护理学》，尤黎明、吴瑛

二、腹膜透析患者的护理

腹膜透析（peritoneal dialysis，PD）简称腹透，是向患者腹腔内输入透析液，利用腹膜作为透析膜将体内潴留的水、电解质与代谢产物经超滤和渗透作用进入腹腔，而透析液中的某些物质经毛细血管进入血液循环，以补充体内的需要，如此反复更换透析液，可清除体内代谢产物和多余的水分。

导入情景

　　患者,男性,78岁,血肌酐升高1年入院。诊断:1.慢性肾功能衰竭尿毒症期;2.糖尿病肾病。处理:予以腹膜透析治疗。

　　若你是当班护士,请问:你将如何护理该患者?

【适应证和禁忌证】

　　1.适应证　同血液透析,如有下列情况更适合腹膜透析:年龄大于65岁的老年人;原有心血管疾病或心血管系统功能不稳定的患者;糖尿病患者;儿童;反复血管造瘘失败者;有明显出血倾向不适于肝素化者。

　　2.禁忌证　主要有广泛腹膜粘连、腹腔内脏外伤、腹部大手术早期、腹壁广泛感染、腹腔内弥漫性恶性肿瘤、严重肺部病变伴肺功能不全、妊娠等。

【设备及材料】

　　1.腹膜透析管　采用小孔硅胶管,该类透析管长约30～35cm,管外径4.9mm,末端7～9cm处的侧壁上有4排直径为0.9mm的小孔,孔间距为5mm,分为两种类型:①临时性腹膜透析管:用于急性短时间的腹膜透析。②永久性腹膜透析管:以Tenkhoff管为代表,与临时性腹膜透析管的区别在于管上有2个涤纶套。经手术将透析管置入腹腔后,一个涤纶套位于腹膜外,另一个接近皮下隧道的皮肤出口处,使结缔组织长入涤纶套内,起固定管道的作用,并可阻止细菌进入腹腔。

　　2.腹膜透析液　腹膜透析液配方很多,但基本要求为:电解质的组成和浓度与正常血浆相近;渗透压一般不低于血浆渗透压;根据病情可适当加入药物,如抗菌药物、肝素等。

【透析方式】

　　1.间歇性腹膜透析(intermittent peritoneal dialysis,IPD)　适用于急、慢性肾衰做持续不卧床腹膜透析初始的第3～10天,每次腹腔保留透析液1h,每天交换10～20次,每周透析时间不少于36～42h。

　　2.持续性不卧床腹膜透析(continuous ambulatory peritoneal dialysis,CAPD)　适用于慢性肾衰需长期透析者,一般每天4次,每次灌注腹透液2000mL,保留腹腔时间4h。最后一次保留腹腔至次晨。此透析方式在临床应用最广。

　　3.持续循环腹膜透析(continuous cycle peritoneal dialysis,CCPD)　适用于需人帮助的腹透患者(如儿童、盲人、老人)或需白日工作者。患者于夜晚睡眠时间应用循环自动式腹透机由电脑控制交换透析液每晚4次,每次灌注腹透液2000mL,最后一次保留在腹腔,持续整个白天。

　　4.其他　有夜间间歇性腹膜透析(NIPD)、潮式腹膜透析(TPD)、自动腹膜透析(APD)等。

【护理评估】

评估患者的身心状况、体重变化,根据体重情况选择合适的透析液。

【常见护理诊断/问题】

1. 体液过多 与肾功能不全、腹膜对葡萄糖、水、蛋白质的渗透性增加有关。

2. 潜在并发症 腹膜炎、出血、腹痛、脱水等。

3. 恐惧 与腹透带来的痛苦及担心腹透的副作用有关。

【护理目标】

1. 能维持患者体液及电解质平衡。

2. 能预防腹膜透析的各种并发症。

3. 患者情绪保持稳定。

【护理措施】

(一)术前准备

做好心理护理,向患者解释腹膜透析的意义、过程及注意事项;评估患者有无出血倾向、腹部疾患(如腹股沟疝、膈疝等)、肺功能障碍(如肺气肿等)等;常规术野备皮、洗澡、腹透管、透析液准备等。

(二)操作注意事项

1. 分离和连接各种管道时要注意严格无菌操作。

2. 掌握各种管道连接系统,如"O"形管或双联管的应用。

3. 透析液输入腹腔前要干加热至 37℃。

4. 准确记录透析液每次进出腹腔的时间和液量,定期送检腹透透出液。

5. 观察透析管皮肤出口处有无渗血、渗液、红肿等。

6. 患者淋浴前可将透析管用塑料布包扎好,淋浴后将周围皮肤轻轻拭干,消毒后重新包扎。

(三)饮食护理

由于腹膜透析会丢失体内大量的蛋白质及其他营养成分,应通过饮食来补充,蛋白质的摄入量为 $1.2 \sim 1.5 \mathrm{g}/(\mathrm{kg} \cdot \mathrm{d})$,其中 50% 以上为优质蛋白,水的摄入应根据每日的超出量来决定,如超出量在 1500mL 以上,患者无明显高血压、水肿等,可正常饮水。

(四)并发症护理

1. 透析液引流不畅或腹膜透析管堵塞 是常见并发症,一旦发生将影响腹透的正常进行。常见原因有腹膜透析管移位、受压、扭曲、纤维蛋白堵塞、大网膜的粘连等。护理方法:改变患者体位;排空膀胱;服用导泻剂或灌肠,促进患者的肠蠕动;腹膜透析管内注入肝素、尿激酶、生理盐水、透析液等使堵塞透析管的纤维块溶解;在 X 线透视下调整透析管的位置或重新手术置管。

2. 腹膜炎 主要并发症,大部分感染来自透析管道的皮肤出口处,致病菌主要为革兰氏阳性球菌。临床表现为腹痛、寒战、发热、透析液混浊、腹部压痛、反跳痛等。护理方法:用透析液1000mL连续冲洗3~5次;暂时改为IPD;腹膜透析液内加入抗菌药物及肝素,也可全身应用抗菌药物;若经过2~4周后感染仍无法控制,应考虑拔除透析管。

3.腹痛 常见原因可能有透析液的温度、酸碱度不当,渗透压过高,透析液流入或流出速度过快,腹膜炎等。护理方法:应注意调节好透析液的温度,降低透析液的渗透压以及透析液进出的速度,积极治疗腹膜炎等。

4.其他并发症 如腹膜透析超滤过多引起的脱水和低血压、腹腔出血、腹膜透析管滑脱、肠粘连等。

(五)家庭腹膜透析护理

1.长期透析的患者要做好充分准备。了解腹膜透析的目的和意义。出院前家属要将家庭环境重新设置一下,要求专设房间通风,采光好,室内备操作必备物品。

2.教会患者腹透管的护理,观察腹透管出口部位及皮下隧道的情况、透析液的性状及出超、入超量的记录。对其参加操作的家庭成员也要进行严格培训,使其掌握必要的卫生、消毒、无菌知识。

3.出院时专科护理人员应到患者家中进行环境、设备的检查和指导,使家庭腹透间的条件、设备更合理,预防及减少感染的发生。

4.保持良好的心态,劳逸结合。注意个人卫生,经常更换内衣,勤洗澡,局部伤口按时换药。

5.注意饮食,因透析丢失大量蛋白质,在饮食中应大量补充优质蛋白质,维持机体良好的营养状态。

6.定期随访,如出现感染等及时就诊。

【护理评价】

1.患者是否维持体液及电解质平衡。

2.有无发生腹膜透析的各种并发症。

3.患者情绪是否保持稳定。

(滕小云 吴晓琴)

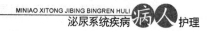

参考答案

第一章　泌尿系统基础知识

第一节　泌尿系统形态结构
1. B　　2. D　　3. D　　4. B　　5. E　　6. D　　7. A
第二节　肾脏的泌尿功能
1. C　　2. D　　3. B　　4. C　　5. E　　6. C　　7. A　　8. A　　9. C　　10. C
11. D　12. E　13. B　14. B　15. B
第三节　泌尿系统药理
1. C　　2. B　　3. A　　4. B　　5. B　　6. A　　7. B　　8. B　　9. D　　10. C
11. B　12. C　13. A　14. B　15. D　16. E　17. D　18. A　19. D　20. E
21. E　22. D　23. C　24. D　25. D　26. C　27. C　28. E

第二章　泌尿系统疾病患者护理

第一节　泌尿系统常见症状与体征的护理
无
第二节　泌尿系统常见检查的护理
1. D　　2. B　　3. A　　4. B　　5. E　　6. D　　7. C　　8. D　　9. B　　10. A
第三节　肾小球疾病患者的护理
1. A　　2. B　　3. B　　4. A　　5. D　　6. C　　7. B　　8. E　　9. E　　10. D
11. C　12. D　13. C　14. C　15. D　16. D　17. C　18. B　19. A　20. D
第四节　肾盂肾炎患者的护理
1. A　　2. D　　3. C　　4. D　　5. D　　6. D　　7. D　　8. E　　9. D　　10. E
第五节　肾病综合征患者的护理
1. E　　2. A　　3. A　　4. A　　5. D　　6. B　　7. B　　8. C　　9. B　　10. E
11. A　12. D　13. A　14. D　15. A　16. D
第六节　慢性肾功能衰竭患者的护理
1. A　　2. C　　3. D　　4. D　　5. C　　6. D　　7. D　　8. D　　9. C　　10. A
11. B　12. C　13. E　14. B　15. A　16. D　17. C　18. A　19. B　20. B
第七节　泌尿系结石患者的护理
1. D　　2. E　　3. C　　4. A　　5. D　　6. C　　7. A　　8. E　　9. A　　10. C

第八节　泌尿系损伤患者的护理

1. C　　2. A　　3. E　　4. C　　5. D　　6. E　　7. D　　8. D　　9. E　　10. A

11. C　　12. C　　13. D　　14. E　　15. B　　16. D

第九节　泌尿系统肿瘤患者的护理

1. C　　2. C　　3. B　　4. C　　5. A　　6. E　　7. A　　8. C　　9. C　　10. C

11. C

第十节　前列腺增生患者的护理

1. C　　2. E　　3. A　　4. E　　5. C　　6. A　　7. A　　8. A　　9. C

第十一节　肾移植患者的护理

1. C　　2. B　　3. A

第十二节　泌尿系结核患者的护理

1. A　　2. E　　3. A　　4. C　　5. C　　6. C　　7. B

中英文名词对照

A

阿米洛利	amiloride
氨苯蝶啶	triamterene
螺内酯	antisterone

C

残余尿	residual urine
磁共振成像	Magnetic Resonance Imaging，MRI
磁共振血管成像	Magnetic Resonance Angiography，MRA
磁共振尿路成像	Magnetic Resonance Urinary，MRU

D

导尿	catheterization
电切综合征	transurethral resection syndrome，TURS

F

呋塞米	furosemide
非那雄胺	finasteride
酚红	phenolsulfonphthalein，PSP

G

高渗葡萄糖	hypertonic glucose
甘露醇	mannitol
甘油果糖	glycerol and fructose

J

集合小管	collecting tubule
急性弥漫性增生性肾小球肾炎	acute diffuse proliferative glomerulonephritis
急性肾盂肾炎	acute pyelonephritis
急性肾小球肾炎	acute glomerulonephritis，AGN
经皮肾镜取石或碎石术	percutaneous nephrolithotomy，PCNL

排泄	excretion
膀胱肿瘤抗原	bladder tumor antigen，BTA
膀胱尿道镜	cystourethroscopy
排泄性尿路造影	excretory urogram
膀胱造影	cystography
膀胱冲洗	bladder washout
放射性核素显影	radionuclide imaging

Q

球外系膜细胞	extraglomerular mesangial cell
球旁复合体	juxtaglomerular complex
球旁细胞	juxtaglomerular cell
轻微病变性肾小球肾炎	minimal change glomerulonephritis
氢氯噻嗪	Hydrochlorothiazide
前列腺增生症	benign prostatic hyperplasia
前列腺肥大	prostatic hyperplasia
前列腺细针穿刺活检	needle biopsy of the prostate
前列腺特异性抗原	prostate specific antigen，PSA

R

螺内酯	spironolactone

S

肾	kidney
肾单位	nephron
肾小囊	renal capsule
肾小体	renal corpuscle
肾皮质	renal cortex
肾门	renal hilum
肾髓质	renal medulla
肾小管	renal tubule
输尿管	ureter
肾小球滤过率	glomerular filtration rate，GFR
肾糖阈	renal glucose threshold
肾盂肾炎	pyelonephritis
肾小球肾炎	glomerulonephritis
肾病综合征	nephrotic syndrome，NS
肾功能衰竭	renal failure

山梨醇	sorbitol
输尿管镜和肾镜	ureteroscopy and nephroscopy
数字减影血管造影	Digtal Subtraction Angiography，DSA
肾移植	renal transplant
肾结核	renal tuberculosis

T

托拉塞米	torasemide
脱水药	dehydrant agents
体外冲击波碎石术	extracorporeal shock wave lithotripsy，ESWL

X

新月体性肾小球肾炎	crecsentic glomerulonephritis
血管球	glomerulus

Y

有效滤过压	effective filtration pressure
吲哒帕胺	indapamide
依立雄胺	epristeride
移植	transplant

Z

致密斑	macular densa
自截肾	autonephrectomy

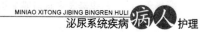

参考文献

1. 白波,高明灿. 生理学[M]. 6 版. 北京:人民卫生出版社,2009.

2. 柏树令,应大君. 系统解剖学[M]. 7 版. 北京:人民卫生出版社,2008.

3. 曹伟新. 外科护理学[M]. 3 版. 北京:人民卫生出版社,2003.

4. 查锡良. 生物化学[M]. 7 版. 北京:人民卫生出版社,2008.

5. 冯丽华,李丹. 内科护理学实训与学习指导[M]. 北京:人民卫生出版社,2014.

6. 高国权. 生物化学[M]. 3 版. 北京:人民卫生出版社,2012.

7. 高英茂,徐昌芬. 组织学与胚胎学[M]. 北京:人民卫生出版社,2001.

8. 顾晓松. 系统解剖学[M]. 2 版. 北京:科学出版社,2012.

9. 郭慕依. 病理学[M]. 2 版. 上海:上海医科大学出版社,2001.

10. 贺耀德,况炜. 人体机能学基础理论与实训[M]. 北京:人民军医出版社,2013.

11. 李丹,冯丽华. 内科护理学[M]. 3 版. 北京:人民卫生出版社,2014.

12. 李乐之,路潜. 外科护理学[M]. 5 版. 北京:人民卫生出版社,2012.

13. 李梦樱. 外科护理学[M]. 北京:人民卫生出版社,2001.

14. 李玉林,文继舫,唐建武. 病理学[M]. 7 版. 北京:人民卫生出版社,2012.

15. 宋前流. 用药护理[M]. 北京:人民军医出版社,2011.

16. 唐建武. 病理学[M]. 2 版. 北京:科学出版社,2012.

17. 王慧玲,杨桂荣. 外科护理[M]. 北京:高等教育出版社,2013.

18. 王庭槐. 生理学[M]. 2 版. 北京:高等教育卫生出版社,2004.

19. 吴在德,吴肇汉. 外科学[M]. 7 版. 北京:人民卫生出版社,2011.

20. 吴在德. 外科学[M]. 5 版. 北京:人民卫生出版社,2007.

21. 熊云新,叶国英. 外科护理学[M]. 3 版. 北京:人民卫生出版社,2014.

22. 薛富善,袁凤华. 围手术期护理学[M]. 北京:科学技术文献出版社,2001.

23. 杨光华. 病理学[M]. 5 版. 北京:人民卫生出版社,2002.

24. 姚泰. 生理学[M]. 6 版. 北京:人民卫生出版社,2005.

25. 姚文兵. 生物化学[M]. 7 版. 北京:人民卫生出版社,2011.

26. 姚蕴伍. 内外科护理学[M]. 杭州:浙江大学出版社,2006.

27. 叶国英,胡建伟. 内外科护理[M]. 杭州:浙江大学出版社,2011.

28. 尤黎明,吴瑛. 内科护理学[M]. 5 版. 北京:人民卫生出版社,2012.

29.俞宝明.外科护理[M].南昌:江西科学技术出版社,2008.

30.袁爱华,孔凡明,李武平.现代外科护理学[M].北京:人民军医出版社,2004.

31.张岳灿,应志国.人体形态学[M].北京:人民军医出版社,2008.

32.张岳灿.人体形态学[M].北京:人民军医出版社,2008.

33.周爱儒.生物化学[M].6版.北京:人民卫生出版社,2004.

34.周秀华.内外科护理学[M].2版.北京:北京科学技术出版社,2000.

35.朱大年.生理学[M].7版.北京:人民卫生出版社,2008.

36.邹冲之,李继承.组织学与胚胎学[M].7版.北京:人民卫生出版社,2012.